原來都是子宮在求救！

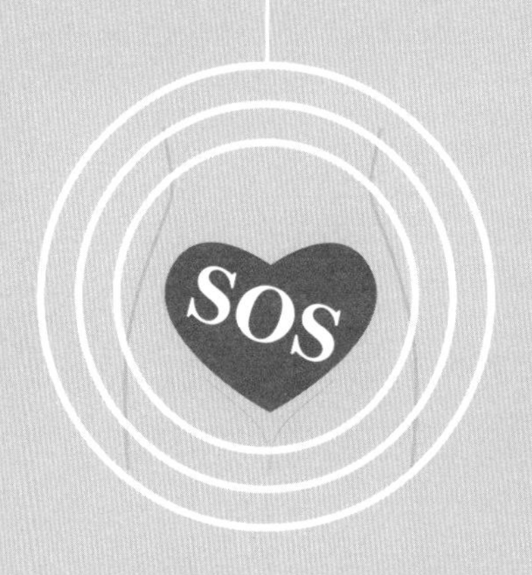

原來都是 子宮在求救！

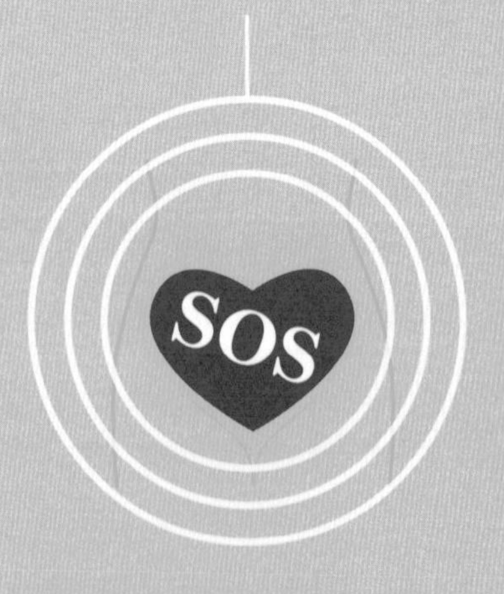

原來都是子宮在求救！

原來都是 子宮在求救！

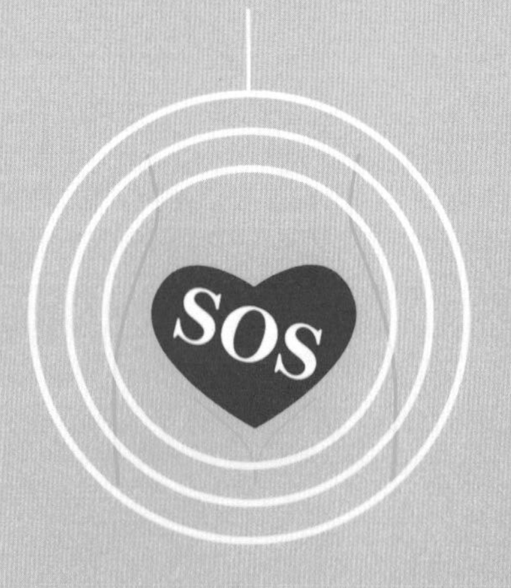

原來都是
子宮在求救！

漫談子宮肌瘤 & 子宮內膜異位症

東京女子醫科大學婦產科醫生
東舘紀子◎著

●前言●

給本書的讀者

醫療的飛躍進步

現代社會的發展一日千里，手機及電腦的使用在今天看來已是理所當然的事。醫療的進步也同樣快速，新的治療方法及藥劑等不斷問世，增加了治療選項，卻也帶來更多的困惑。醫療經常伴隨著不確定性，個體間亦存在著極大的差異，這些都是不可不知道的事。

女性生活方式的改變

現在的日本，女性的生活方式出現顯著變化，晚婚晚產化是一個代表。加上飲食生活及環境的改變，和以前相比，女性疾病的種類及發生機率也跟著出現變化。在上一個世代，子宮肌瘤及子宮內膜異位症是完成生育的中年婦女罹患的疾病，切除掉子宮及卵巢，治療就完畢。反觀現代，二十至二十九歲患有子宮肌瘤的女性增加，苦於子宮內膜異位症狀的女性也變多了，其中又有不少因為晚產化而過三十五歲才面對不孕問題。又即使已邁入四十歲，但由於期待懷孕生子或時間上之限制等因素，愈來愈多人希望儘量避開切除手術。

最佳生育年齡

你知道有所謂的最佳生育年齡嗎？

二十五至三十歲生產，對母子是最安全的。即使身體健康，三十五歲以後的受孕率也比二十五至三十歲時少了一半。希望懷孕但不孕的女性也以三十五歲之後的女性居多，與最佳生育年齡錯開了十年。大家都知道治療不孕花錢又耗時，且是精神上的一大負擔，四十歲後成功的只有少數。養比生需要更長的時間與更重的責任，當然其間也伴隨許多快樂的事。請先對此有充分理解後，再來好好思考自己的生活方式。

新常識

例如預防胎兒異常，如脊柱裂（spina bifida）等，可在懷孕一個月前開始服用葉酸或最近已經開始發售「子宮頸癌預防疫苗」等等，掌握這類新知識是很重要的。

此外，你對避孕藥有正確的認識嗎？覺得它副作用很大、很恐怖嗎？和上一輩的年代相比，必須面對避孕及緩和經痛等問題的女性逐年的增加，醫療也有極大的進步，早已不可同日而語。

子宮疾病的特徵

子宮肌瘤及子宮內膜異位治療方法的選擇，取決於年齡、有沒有小孩、要不要懷孕、是現在還是未來、能否住院或經常往返醫院，此外，經濟問題等社會性條件也會影響到其選擇。例如，雖視病情而異，但若接近停經可用「假停經療法」、完成生育者可選「切除子宮」、未生過孩子的則可採用「保留子宮療法」等。

如果本書在你不知道該選擇什麼治療方法，或對疾病及診斷感覺不安時，能給與幫助，我將感到萬分榮幸。

2010年3月　東舘紀子

第1章

●入門篇● 認識子宮肌瘤・子宮內膜異位症

1 子宮肌瘤・子宮內膜異位症的基礎知識

2 子宮肌瘤是什麼樣的疾病？

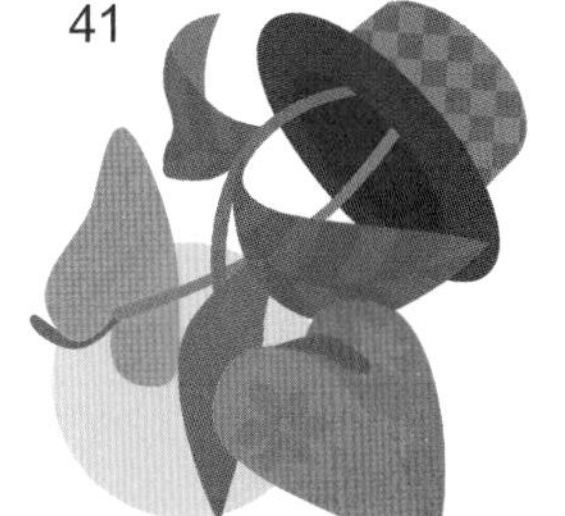

3 子宮內膜異位症是什麼樣的疾病？

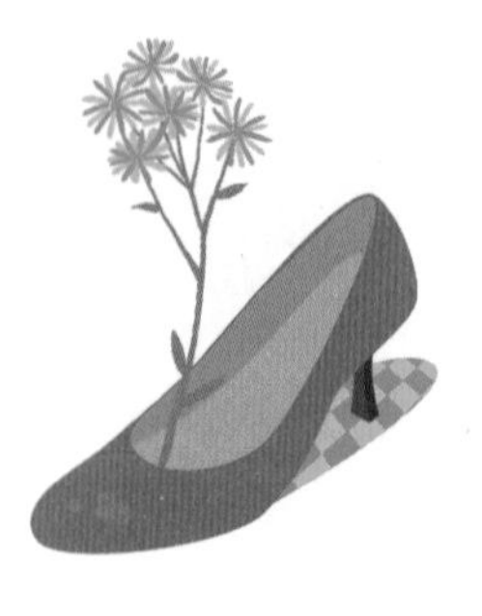

4 及早發現子宮肌瘤及子宮內膜異位症

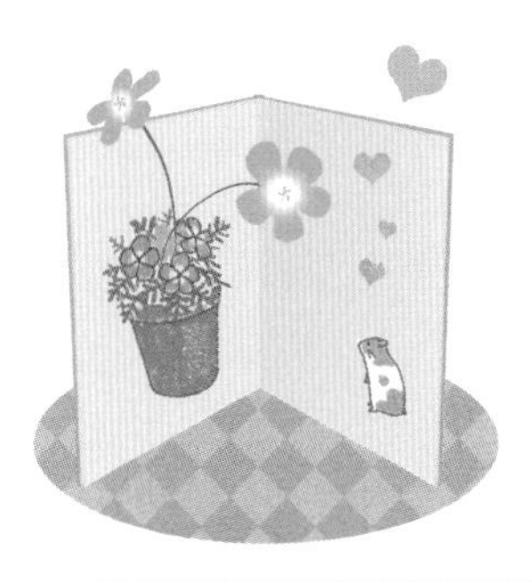

5

子宮肌瘤・子宮內膜異位症的治療方法

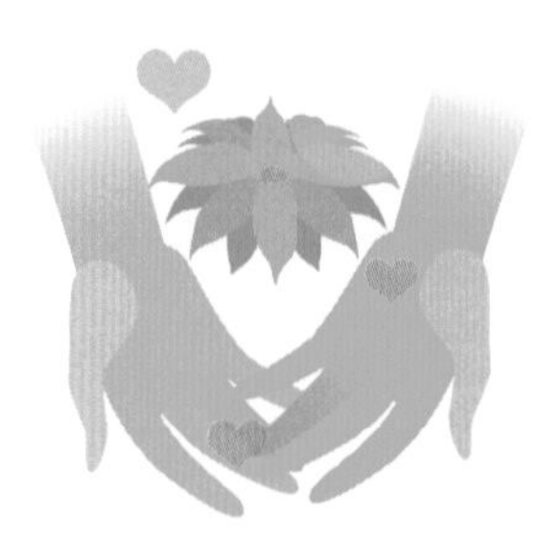

第2章

・應用篇・如何與子宮肌瘤・子宮內膜異位症共處

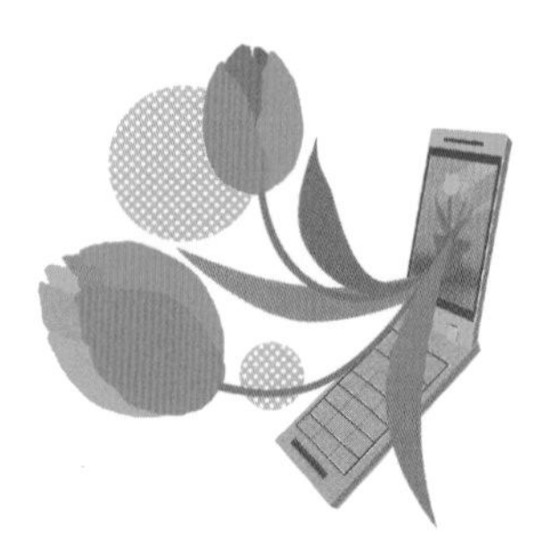

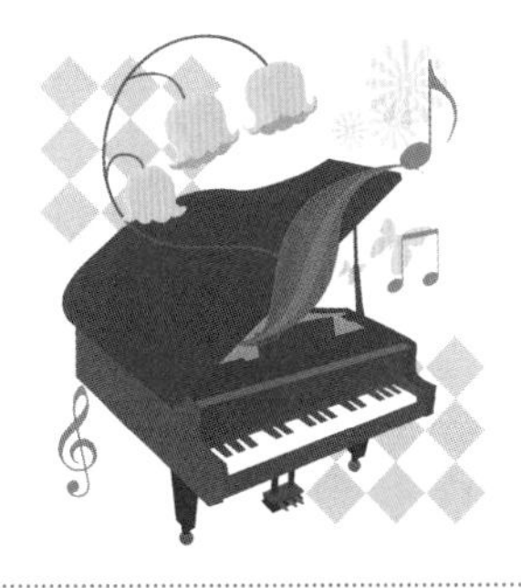

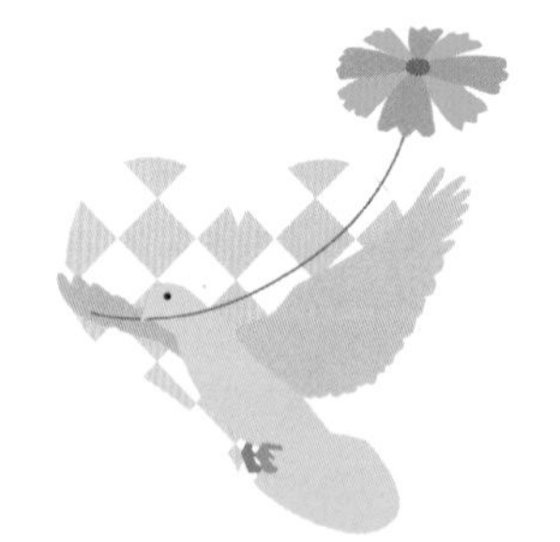

第1章

•入門篇•
認識子宮肌瘤・子宮內膜異位症

1 子宮肌瘤・子宮內膜異位症的基礎知識

認識子宮的結構

子宮是約如雞蛋大的袋型臟器，大小因人而稍有不同。分為上方三分之二的「子宮體」，下方三分之一的「子宮頸」。子宮體的外層被稱為「子宮漿膜」的薄膜所包覆。

女性的性器官可分為位於體外的外生殖器，以及位於骨盆中的內生殖器。內生殖器包括卵巢、輸卵管、子宮及陰道，位於由薦骨（註：或稱仙骨）、腸骨及恥骨所圍繞的骨盆腔內。子宮位於直腸與膀胱之間，長約八公分、寬約四公分、厚約三公分，而略向前傾斜。子宮的兩側各有一輸卵管及卵巢。

常有人誤以為女性荷爾蒙是由子宮所分泌，其實是從卵巢分泌。卵子由卵巢排至腹腔內、經過輸卵管運往子宮。至於卵巢分泌的荷爾蒙並非直接送達子宮，而是先送到血管、經過肺與心臟，再由子宮動脈到達子宮，來控制子宮的活動。

骨盆的側面剖面圖

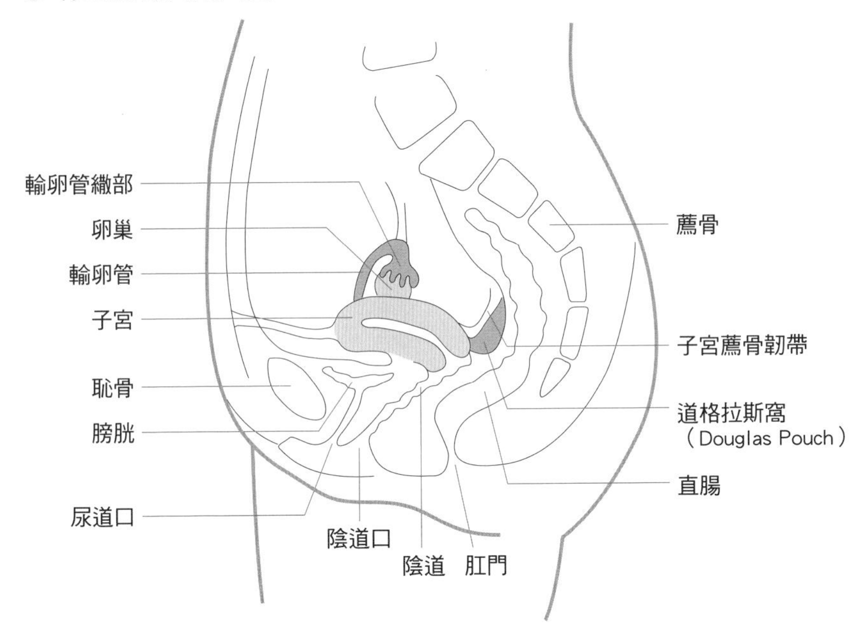
輸卵管繖部
卵巢
輸卵管
子宮
恥骨
膀胱
尿道口
陰道口
陰道
肛門
薦骨
子宮薦骨韌帶
道格拉斯窩
（Douglas Pouch）
直腸

子宮是如何運作的？

子宮由厚一至二公分左右的肌肉所組成。此肌肉組織伸縮性極強，在快要臨盆前可擴張到長約三十至三十五公分、寬約二十五公分。而在生產時藉由收縮力將嬰兒推出體外，並於生產後再縮為原來的大小。

子宮的功能是在懷孕期間培育胎兒。其內側被稱為子宮內膜的薄膜所包覆。子宮內膜又分為基底層及功能層。功能層受女姓荷爾蒙的作用、週期性的變厚為懷孕做準備。如果未受孕，內膜就會剝落而被排出體外，也就是所謂的「月經」。

荷爾蒙是對女性特有的疾病及其治療關係重大的物質，是將資訊傳遞給身體組織及器官，使其確實運作的物質。各種荷爾蒙由所謂的內分泌器官，包括腦下垂體、甲狀腺、腎上腺、胰臟、卵巢（女性）及精巢（睪丸，男性）所分泌。分泌出的荷爾蒙隨著血液運抵全身，到達需要該荷爾蒙的器官，就傳達資訊。

內生殖器

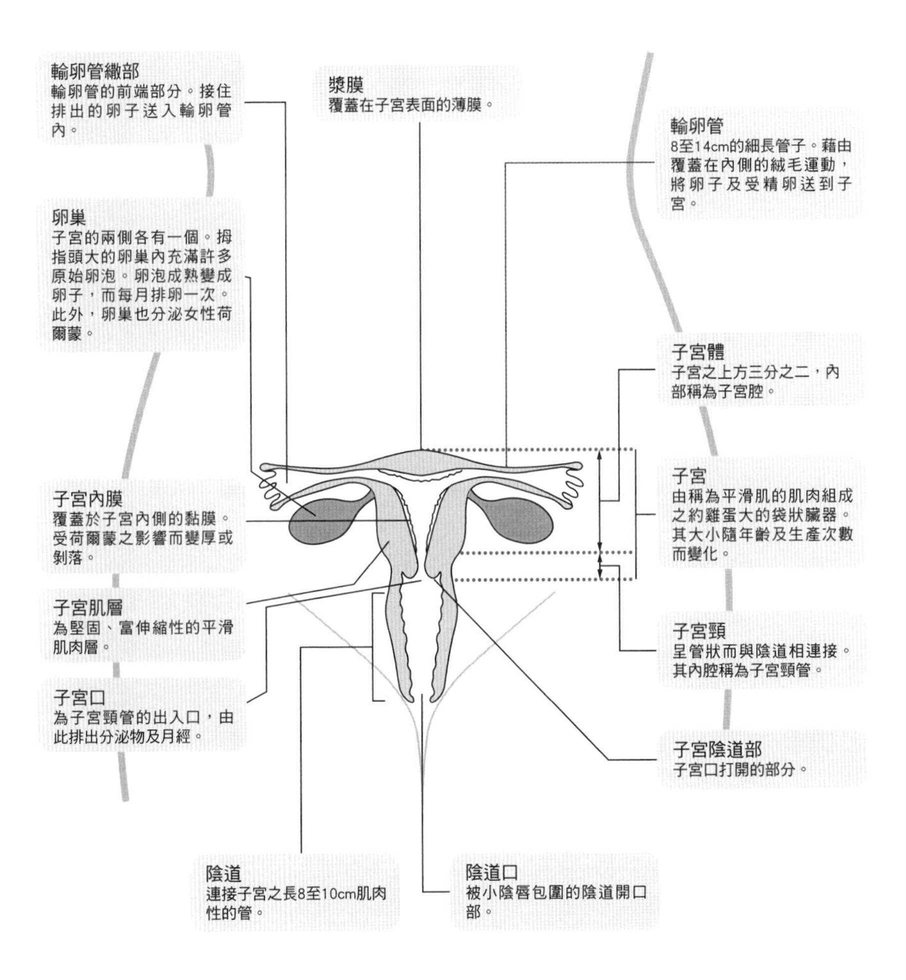
輸卵管繖部
輸卵管的前端部分。接住排出的卵子送入輸卵管內。
漿膜
覆蓋在子宮表面的薄膜。
輸卵管
8至14cm的細長管子。藉由覆蓋在內側的絨毛運動，將卵子及受精卵送到子宮。
卵巢
子宮的兩側各有一個。拇指頭大的卵巢內充滿許多原始卵泡。卵泡成熟變成卵子，而每月排卵一次。此外，卵巢也分泌女性荷爾蒙。
子宮體
子宮之上方三分之二，內部稱為子宮腔。
子宮內膜
覆蓋於子宮內側的黏膜。受荷爾蒙之影響而變厚或剝落。
子宮
由稱為平滑肌的肌肉組成之約雞蛋大的袋狀臟器。其大小隨年齡及生產次數而變化。
子宮肌層
為堅固、富伸縮性的平滑肌肉層。
子宮頸
呈管狀而與陰道相連接。其內腔稱為子宮頸管。
子宮口
為子宮頸管的出入口，由此排出分泌物及月經。
子宮陰道部
子宮口打開的部分。
陰道
連接子宮之長8至10cm肌肉性的管。
陰道口
被小陰唇包圍的陰道開口部。

控制月經的是荷爾蒙

女性的身體每個月會排卵及來月經，週期性的反覆這個規律。這是由卵巢分泌的荷爾蒙之變化所引起的。

卵巢的大小約同拇指頭，由子宮、輸卵管及韌帶所支撐，隱藏於腸子之間。女性從誕生時，卵巢中就有約一百至二百萬顆原始卵泡（註：Primordial Follicle，又譯初級濾泡，為卵子之本）。從初經到停經，每個月自左右其中一個卵巢排出一顆成熟的卵子，稱為「排卵」。

排卵及月經的週期由中樞神經（腦）所控制。當腦向腦下垂體下達指令，而釋放卵泡刺激荷爾蒙（FSH），在卵巢內的卵泡即開始發育，並分泌雌激素（Estrogen）。當卵泡完全成熟後，腦下垂體接收此訊號，即開始分泌黃體生成素（LH），接著排卵。排卵後留下的陷凹處，生成黃體而分泌出黃體素（Progesterone，黃體荷爾蒙）。

接收來自腦下垂體訊號的卵巢，開始分泌雌激素及黃體素，子宮內膜受這兩種女性荷爾蒙的影響增生變厚，週期性的形成月經。只要測量基礎體溫就可以瞭解，女性的身體配合月經週期，排卵時體溫即升高，月經一來體溫就降低。荷爾蒙的影響還包括乳房漲大、分泌物變化、自律神經及情緒變化等。

在排卵期由卵巢排出的卵子，被吸入輸卵管中等待精子，若正巧碰上有性行為發生，卵子和精子即結合成受精卵，此受精卵若在子宮內膜著床，就是懷孕了。

如果未受孕，黃體約在十四天左右即退化，雌激素及黃體素的分泌量下降，而已經派不上用場的子宮內膜伴隨出血而剝落，從陰道排出體外，就是所謂的月經。

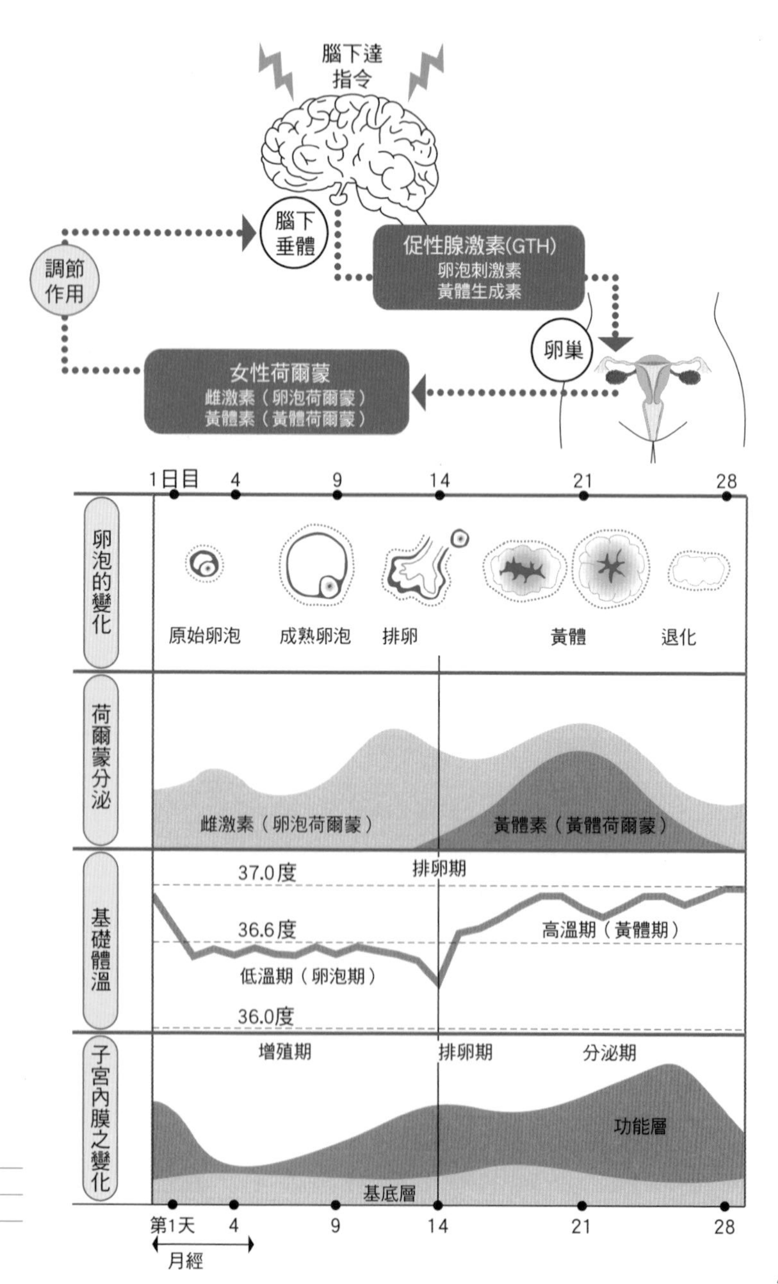
腦下達
指令
腦下
垂體
調節
作用
促性腺激素(GTH)
卵泡刺激素
黃體生成素
卵巢
女性荷爾蒙
雌激素（卵泡荷爾蒙）
黃體素（黃體荷爾蒙）
1日目
4
9
14
21
28
卵泡的變化
原始卵泡
成熟卵泡
排卵
黃體
退化
荷爾蒙分泌
雌激素（卵泡荷爾蒙）
黃體素（黃體荷爾蒙）
基礎體溫
37.0度
排卵期
36.6度
高溫期（黃體期）
低溫期（卵泡期）
36.0度
子宮內膜之變化
增殖期
排卵期
分泌期
功能層
基底層
第1天
4
9
14
21
28
月經

被認為會影響子宮內膜異位症及子宮肌瘤的主要是雌激素。雌激素是女性身體所不可欠缺，具有維持骨質密度、降低血液中的膽固醇、提供肌肉彈性、擴張血管等作用，影響到所有的代謝。

●雌激素的作用

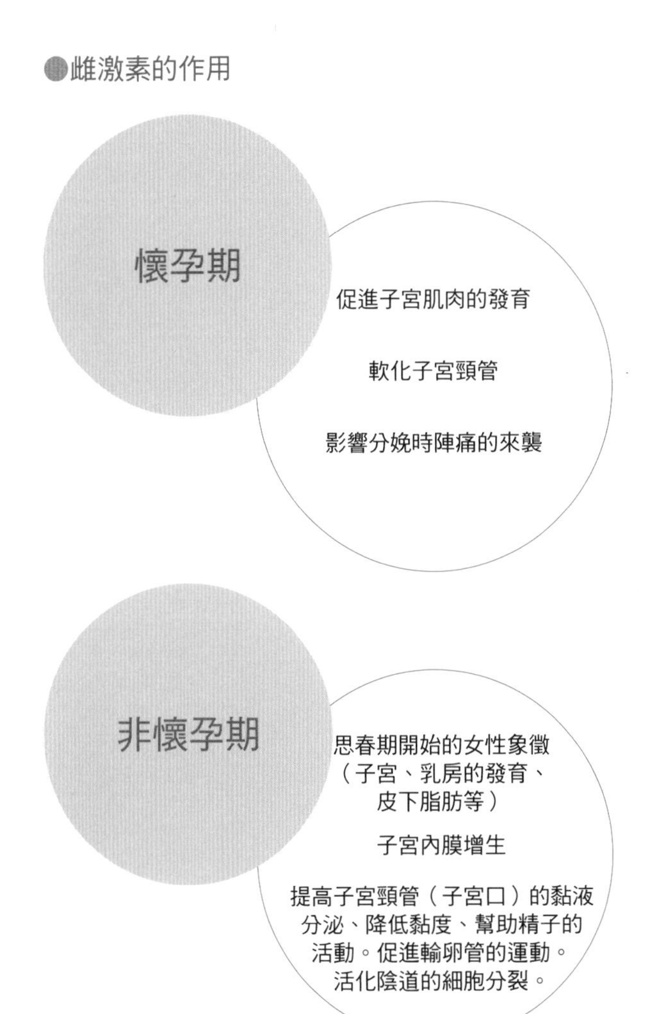

子宮疾病與女性荷爾蒙的關係

關於與女性身體有著極大關連的雌激素與黃體素，它們有促進子宮內膜異位症病因的內膜組織之增生，以及使肌瘤變大的作用。至於原因為何，至今尚未解開。但受女性荷爾蒙之影響很大，則可能是個事實。

女性一旦懷孕，子宮肌瘤會因雌激素的增加而變大，但子宮內膜異位症卻會因大量的黃體素而獲得改善。停經後，不再分泌雌激素，子宮肌瘤及子宮內膜異位症的病灶均會因此縮小。

那麼，近年來，為什麼子宮肌瘤及子宮內膜異位症的患者會愈來愈多呢？

以前，在日本每個家庭大約會生五個甚或六至七個孩子，既多產又大都在三十歲左右生育完畢。而懷孕及生產不僅能預防及治療子宮肌瘤與子宮內膜異位症，哺乳中的低雌激素狀態，更使罹患子宮肌瘤及子宮內膜異位症的機率降低。

反觀今日的少子化時代，每一名女性的生育數平均不到兩人，且初產年齡也提高。如此，使得可自然預防及治療子宮肌瘤與子宮內膜異位症的經驗延後，次數亦變少，而造成子宮疾病患者人數向上攀升。

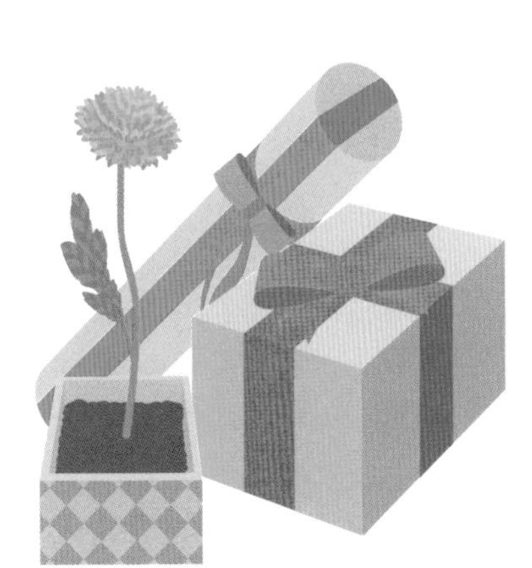

2 子宮肌瘤是什麼樣的疾病？

子宮肌瘤是良性腫瘤

子宮肌瘤是在子宮生成的良性腫瘤。所謂腫瘤是指不同於身體細胞，異常增殖的細胞團，有如瘤狀的硬塊。

有人雖然有肌瘤，但沒有自覺症狀，到婦科檢診時才發現。

也有人是因難受的經痛及經血過多等而就醫，結果被診斷出有肌瘤。據說三十歲以上女性中有肌瘤的占百分之二十至三十，三十五歲以上占百分之四十至五十，現在已稱不上是罕見疾病。三十五歲後被診斷有肌瘤的人數增加，其中比例最高的是介於四十五至五十歲左右。若再加上超音波的診斷，事實上約有百分之七十五的女性患有肌瘤，且近來有愈來愈年輕化的趨勢。然而，即使是這麼多人得到的疾病，病因至今卻仍是個謎，只確定是受女性荷爾蒙雌激素的某種影響而已。

肌瘤分成單一存在的「單發性肌瘤」及大大小小很多顆的「多發性肌瘤」，而其中八成都是多發性。子宮的大小隨年齡及有無生產經驗而異，但一般約為一個雞蛋的大小。由於長了肌瘤，有時整個子宮會被撐到像小孩的頭那麼大。

一旦長出肌瘤後，其周圍的新微血管逐漸擴張。原本子宮肌層即存在著如同肌瘤芽的東西，因受到雌激素的影響而長大形成肌瘤。

由於在女性荷爾蒙分泌旺盛之性成熟期的三十歲起被確診為肌瘤的人數增加，另一方面，一旦停經，一般肌瘤就會縮小，因此普遍認為肌瘤的成長是受雌激素的作用而引起。由於女性荷爾蒙自初經就開始分泌，並非意指三十歲後才容易長肌瘤，而是在這之前受女性荷爾蒙影響而生成的肌瘤，漸漸長大，然後很多都在三十歲左右開始被發現。

子宮肌瘤的種類

子宮肌瘤依生長部位概分成「漿膜下肌瘤」、「肌層內肌瘤」、「黏膜下肌瘤」三類，而其症狀及治療方法隨其種類而不同。

子宮肌瘤依生長部位分為三類。幾乎所有的肌瘤都長在子宮上方三分之二處。

漿膜下肌瘤

有蒂漿膜下肌瘤

肌層內肌瘤

黏膜下肌瘤

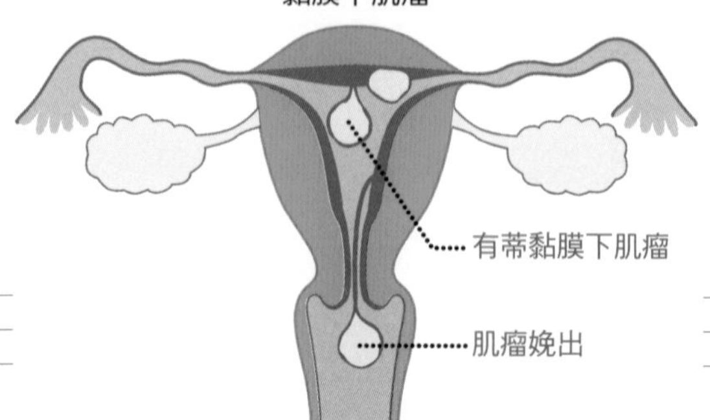

◆漿膜下肌瘤

生長於子宮壁外側（覆蓋整個子宮的漿膜下方）的肌瘤，此類型約占兩成。

漿膜下肌瘤可再細分為生長於子宮外側、以細莖連接的漿膜下肌瘤，以及由子宮肌層向外凸出的肌瘤。由於漿膜下肌瘤會突出於子宮外側，若為多發性，有人的子宮甚至變成像長了八個頭，但子宮本體並不會變形得那麼嚴重。由於對子宮腔的壓迫也不是那麼大，即使肌瘤長得相當大，有時也不會有經血過多或貧血等特徵。但隨著肌瘤增大，周圍的臟器會受到擠壓而可能出現某些症狀。

若壓迫到膀胱及尿道，會導致頻尿或解尿困難；又壓迫到直腸會導致便祕。另外，當子宮後側的肌瘤變大，可能會壓迫到腰椎神經而引起腰痛。

有蒂漿膜下肌瘤就算變大也不會引發經血過多。但萬一因為腸蠕動等產生蒂的扭轉，將導致血液無法送至肌瘤，可能會導致肌瘤缺氧性壞死而引起劇烈疼痛。另外，因為容易和卵巢腫瘤混淆，必須加以注意。

◆肌層內肌瘤

生長於子宮肌層內的肌瘤。此類型占了七成，其特徵是生長部位分散（多發性）、且容易變大。

當肌瘤還小時，幾乎不會有症狀，但一旦增大，子宮腔也會跟著被撐大，而內膜面的面積增加，故可能導致月經的量增加（經血過多）、經期拉長（月經過長），而引起貧血。經血量太多，有時會混雜著豬肝狀或寒天狀的血塊。

◆黏膜層下肌瘤

是朝子宮腔內生長的肌瘤。此類型約占一成，特徵是其體積雖小，但症狀明顯。

子宮肌瘤因血管集中，會導致經血過多、經期過長，以及劇烈經痛或嚴重貧血。亦會有肌瘤表面的血管破裂，而大量出血，或出現與月經週期無關的黃色水狀分泌物及不正常出血的症狀。黏膜層下肌瘤讓子宮腔內變得凹凸不平，受精卵之著床困難，而成為不孕的原因。

垂掛在子宮腔內的是「有蒂黏膜下肌瘤」。人體擁有將異物排出體外的特質，故每次月經來時，為了要將子宮內的肌瘤排出體外，子宮會產生強烈收縮，並伴隨陣痛。肌瘤因這樣的收縮而由子宮口被擠向陰道的狀態，稱為「肌瘤娩出」，會持續相當大的出血。

◆其他的肌瘤

另外還有長在子宮頸的頸部肌瘤。增大後會導致頻尿、下腹部疼痛及腰痛等，且容易在生產時形成阻礙。

子宮肌瘤的形成原因

子宮肌瘤生成的部位百分之九十五在子宮體、百分之五在子宮頸。

前面已經說過，一般認為雌激素分泌的增加會刺激子宮肌瘤長大。

可是另一面，也曾在雌激素分泌還少的初經前就發現肌瘤，或停經後肌瘤才慢慢長大的罕見病例。由此可見雌激素並非肌瘤發病的單一原因。

免疫力也是誘發肌瘤的原因之一。雖然肌瘤的芽原本就存在，但是否會長大成肌瘤，在於免疫力的不同。現代人對疾病的抵抗力（免疫力）衰退一事，已經反應在許多方面。

環境荷爾蒙、食品添加物、遭農藥等污染的環境，亦為造成免疫力降低的原因。此外，壓力、睡眠不足、生活不規律、運動不足、抽菸、喝酒、營養不均衡等也會讓免疫力下降。不只是子宮疾病，各種癌症及感染亦可說和免疫力有極大之關連。

根據各種的研究，亦出現了子宮疾病似乎多少和遺傳有關的意見。國外的研究仍在持續中，但病因仍未解開。

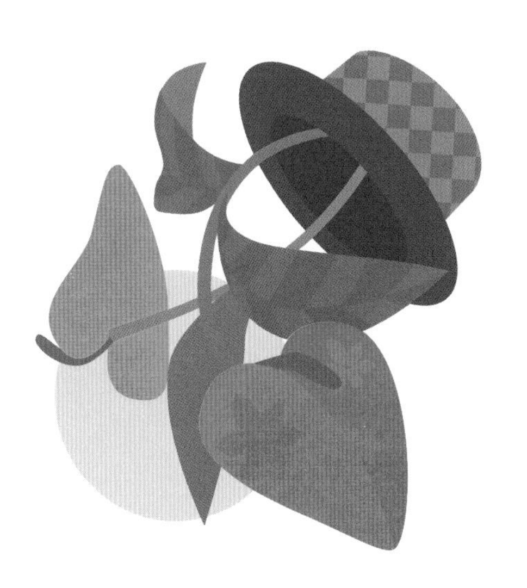

子宮肌瘤的症狀

子宮肌瘤的症狀包括：經血過多、生理痛、貧血、硬痛、壓迫症狀、不孕、性交疼痛等。這些都是肌瘤本身造成的症狀。

子宮變大也會引發其他器官的障礙。例如腰痛及頻尿。經血過多導致的貧血尤應注意。

長在子宮腔內的黏膜下肌瘤，其表面有許多的微血管，月經來時會引起大量出血，成為經血過多，進而導致缺鐵性貧血。

貧血如果一直持續，血液中的紅血球將無法供給身體所需的氧氣。當送至各部位的氧氣減少，心臟為了要供應足夠氧氣，不得不將更多的血液送至全身，結果造成心臟極大的負擔。於是血管出現問題與心臟功能不全的危險性隨之提高。

此外，如果鐵不足，會讓酵素的作用變差、記憶力逐漸下降。有時還會引發心情低落、易怒、哭泣等情緒障礙。

雖因年齡及生活環境而異，但如果子宮肌瘤已經有自覺症狀，最好還是接受治療。但不論肌瘤大小，若無自覺症狀，目前很多都是採取追蹤觀察。即使在健康檢查時發現子宮肌瘤，若無不適症狀，應該持續觀察就可以了。

●子宮肌瘤的症狀

經血過多▼

從提供肌瘤營養的微血管出血，及因肌瘤使子宮內腔面積增加等因素造成的出血量變多。月經持續10天以上。

貧血▼

經血過多引起缺鐵性貧血。心悸、氣喘、疲勞感、手腳冰冷等。

經痛▼

因肌瘤不會收縮，導致正常的肌肉為排出經血而強烈收縮。

壓迫症狀▼

子宮四周的血管血液循環受到阻礙，而致下腹痛、腰痛、直腸及大腸受壓迫引起便祕、膀胱及尿管受壓迫而頻尿及排尿困難等。

下腹硬痛▼

當肌瘤增大至握空拳般的大小時，按壓下腹會覺得硬硬痛痛的。

不孕▼

子宮及輸卵管的變形，影響受精及著床。

性交疼痛▼

因肌瘤生長的位置，有時插入會讓子宮揪痛。

子宮肌瘤的檢查

詳情請參閱P.66的各個檢查項目，此處先介紹檢查的流程。

子宮肌瘤的檢查，首先是問診。在詢問過自覺症狀及月經狀況後，再進行內診。內診時先將窺陰器（註：Speculum，又名擴陰器，俗稱鴨嘴）放入陰道中診察，接著將手指插入進行觸診，另一手按住腹壁上方的子宮以確認肌瘤的大小。以上的程序稱為內診。

接下來是超音波檢查。分成腹式超音波及經陰道超音波兩種，但通常使用可取得較多資訊的經陰道超音波。經過以上的檢查，可以瞭解有無肌瘤、肌瘤的數量、大小及生長部位等。

有必要治療的肌瘤，數日後再行複檢。進行MRI檢查（註：Magnetic Resonance Imaging，核磁共振攝影），可取得比超音波檢查更大範圍的影像，透過精密的影像確認肌瘤的數量及類型。MRI檢查也應用在辨別子宮肌腺瘤及子宮肉瘤等類似肌瘤的疾病。

必要時，再進行子宮鏡檢查、子宮輸卵管造影檢查、血液檢查等。

●子宮肌瘤的檢查

受診當天的檢查

問診

內診（視診、窺陰器檢查）

超音波檢查（有腹式及經陰道超音波兩種）

細胞檢查（子宮頸癌檢查）

血液檢查 ▼

有無貧血。疑似肌瘤以外疾病或相似疾病之合併時，進行腫瘤標記CA-125及LDH的酵素檢查。

他日的複診

MRI檢查 ▼

確認肌瘤的數量、大小、位置、深度。辨別相似的疾病。疑似有子宮肉瘤時，進行MRI磁振造影檢查。

子宮肌瘤的診斷

子宮肌瘤的位置、大小與狀態攸關治療方法的決定。接著介紹檢查的內容以及如何進行診斷。

◆內診

可瞭解變大的子宮上長出凹凸不平的肌瘤（硬塊）。當肌瘤的細胞無法取得營養或細胞內出血，其性質出現異常狀態，硬塊會變軟，此狀態稱為「變性」。但變性之後的細胞逐漸鈣化，肌瘤的表面或肌瘤內部將變得堅硬如石。

◆超音波斷層法

可確認肌瘤的位置、大小及數量。藉由經陰道超音波斷層法，可充分掌握子宮內膜與肌瘤的位置，而正確診斷黏膜下肌瘤。

◆MRI檢查

MRI有時亦能診斷肌瘤有無變性及子宮平滑肌肉瘤（惡性腫瘤）。另外也利用在疑似合併其他疾病時，因其具有顯示詳細狀態的能力。還能辨別肌腺症及卵巢腫瘤。

●子宮肌瘤的檢查重點

問診 ▶	確認月經的狀態、自覺症狀及療程等。
視診 ▶	確認外陰部有無異常。
窺陰器檢查 ▶	確認分泌物及子宮陰道部的狀態等，以及有無其他疾病。
細胞檢查 ▶	確認有無子宮頸癌。
雙合診 ▶	確認卵巢的狀態、有無肌瘤及狀態如何。
超音波檢查 ▶	診斷肌瘤的位置、大小、數量、子宮內膜的狀態、卵巢的狀態等。
MRI檢查 ▶	正確診斷肌瘤的數量、大小、位置、特性等。還有與其他疾病的判別。

◆子宮鏡檢查

對於診斷黏膜下肌瘤十分有用。

可確認肌瘤的大小、附著的部位、突出於子宮腔內的程度，亦能觀察子宮內膜的狀態。但有時無法分辨與生長在子宮內膜組織的內膜息肉之區別。

子宮肌瘤與不孕

有子宮肌瘤不一定會不孕。實際上許多人就算有肌瘤還是懷孕生子。但子宮肌瘤也是導致不孕的原因之一。

漿膜下肌瘤和不孕沒有太大關係。一般來說，與不孕關係較深的是黏膜下肌瘤及肌層內肌瘤。因為長有肌瘤部分的子宮內膜會變薄，導致受精卵著床不易，提高了懷孕的困難度。

肌瘤造成不孕的另一個原因是子宮體的變形。同時因輸送給受精卵及胎兒營養的血流減少及輸卵管變形等因素，都會影響受精、著床及胎兒的成長。

所以，若希望懷孕，同時亦有自覺症狀，最好還是進行肌瘤的治療。至於接近停經年齡、不打算懷孕，且無難受的疼痛及嚴重出血等自覺症狀時，採取追蹤觀察的方式即可。因為子宮肌瘤除非有明顯及嚴重之臨床症狀出現，否則手術後會增加腹腔內沾黏，反而影響受孕。

Tips

何謂子宮肉瘤（uterine sarcoma）？

子宮肉瘤是生長於子宮的惡性腫瘤。子宮癌是靠近黏膜及黏膜上皮表面細胞惡性化，而子宮肉瘤則是非黏膜上皮組織的惡化。有子宮肌瘤的人雖只有百分之一以下是子宮肉瘤，但年齡愈大發生率有愈高的傾向。

和子宮肌瘤一樣，子宮肉瘤也長在子宮肌層，自覺症狀也相同，因而造成辨別上的困難。肉瘤很難發現，放射線及抗癌劑也都無效，目前有效的治療只有手術一途。超音波檢查及MRI檢查等也不易鑑別，只能手術切下患部，再以顯微鏡檢查核分裂數才能加以判定。

若摘除的肌瘤以病理組織檢查確定是惡性肉瘤，需要再開刀切除子宮。肌瘤是良性的，成長速度慢，且不會轉移至其他臟器，而危及性命。惡性肉瘤成長速度快，且能迅速轉移至其他臟器，即使停經後亦會急速增大，是可能危害到生命的疾病。

3 子宮內膜異位症是什麼樣的疾病？

子宮內膜異位症是進行性的疾病

子宮內膜異位症是指原本生長在子宮腔內壁的如絲絨般的子宮內膜組織，在子宮腔以外的地方持續增殖的進行性疾病。為懷孕做準備而增厚的子宮內膜，只要沒懷孕就會剝落而由子宮口排出形成月經。此時，部分內膜組織經由輸卵管跑到腹部，並在腹腔內增殖而形成子宮內膜異位症。這是大家熟知的說法。

內膜異位症的細胞由於受荷爾蒙的作用，每次月經來時就反覆發炎及出血。此外，還會增殖及進入組織中，與周圍的臟器產生沾黏。

發生的部位有子宮的表面、道格拉斯窩、卵巢、子宮薦骨韌帶等，幾乎涵括整個骨盆腔內。卵巢內的內膜異位症會將每個月的經血堆積成袋狀，經血隨著時間而濃縮成巧克力狀，故亦稱之為「卵巢巧克力囊腫」。偶而也會發生在肺、肚臍、大腸及膀胱。

●子宮內膜異位症的好發部位

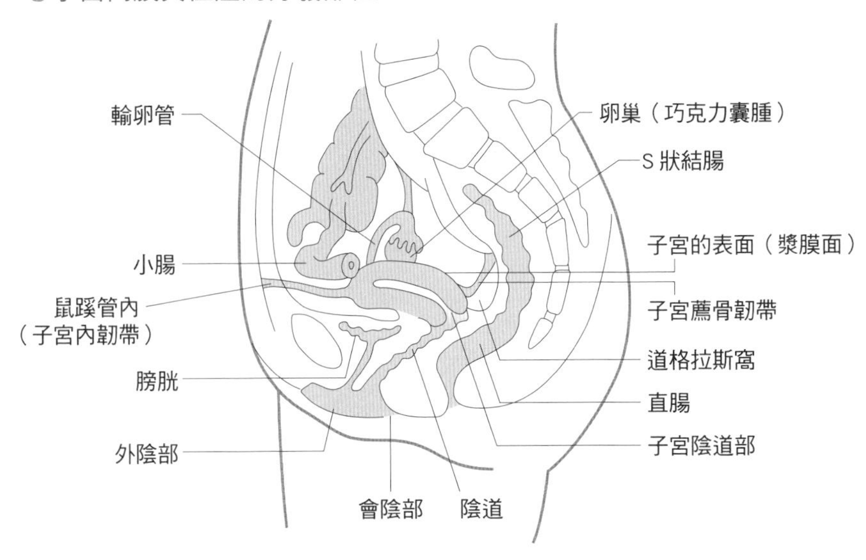

發生率占有月經女性的百分之十至百分之十五，目前約每十人就有一人得到內膜異位症，可謂相當的多，且好發於雌激素分泌旺盛的二十至四十歲年齡層。

此一疾病的症狀是伴隨月經才會出現，只要月經沒了，症狀也跟著消失。

接著說明沾黏的部分。原本腹腔內的組織及臟器被薄且堅固的膜（腹膜）所覆蓋，但彼此並未黏住。但如果發生發炎、出血或感染等，此薄膜就會溶化，使得組織與其他組織黏附在一起，稱為沾黏。要剝離沾黏只能靠外科手術，且即使剝離後仍容易復發。

子宮內膜異位症的種類

包括在腹膜（覆蓋腹壁內側的薄膜，以及包覆小腸、大腸及子宮等臟器的薄膜）增殖的「腹膜病變」、在卵巢增殖的「卵巢巧克力囊腫」，以及在位於子宮後側凹陷的道格拉斯窩增殖的「道格拉斯窩閉塞」等類型。

●子宮內膜異位症的種類

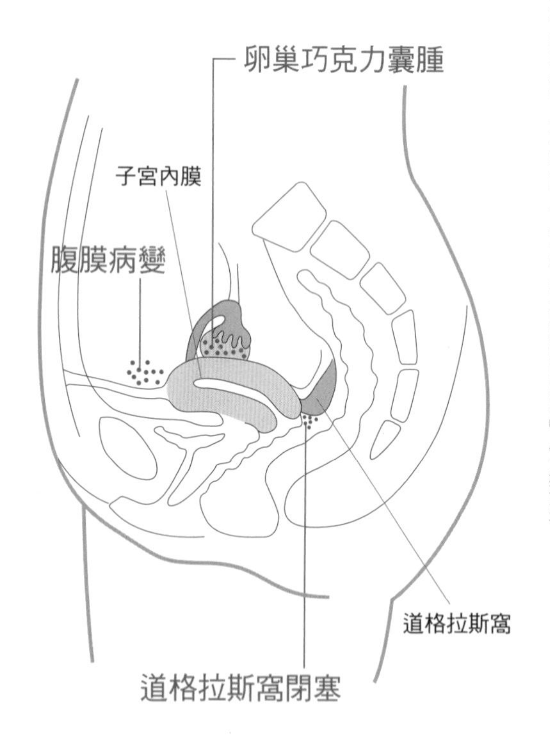

◆腹膜病變

內膜組織在包覆腹部的腹膜增殖而引起。逐漸變大，且數量增加，使得周圍臟器互相產生沾黏。是子宮內膜異位症中最常見的病變。

◆卵巢巧克力囊腫

內膜組織跑到卵巢中增殖而引起。因反覆出血而變成巧克力般的老舊血液堆積，導致卵巢脹大，亦可能與四周的組織產生沾黏。若卵巢發生扭轉，會感覺劇烈腹痛。

◆道格拉斯窩閉塞

內膜組織在子宮後側與直腸間的道格拉斯窩增殖而引起，會導致子宮與直腸的沾黏，造成道格拉斯窩的阻塞。患者會感到經痛、排便痛及性交痛等各種疼痛。

〔註〕道格拉斯窩：腹腔內最下方的一處凹陷。腹水等會先在此堆積。女性則位於直腸與子宮之間。

子宮內膜異位症的發生原因

雖然子宮內膜異位症的發生原因仍未解開，但有幾個說法。

其中一個說法是：部分的經血經輸卵管逆流，而將子宮內膜帶至腹腔內。然而有經血逆流現象的人很多，卻不是個個都會發生內膜異位症。其關鍵在免疫力，因為每個人的免疫力不同，有人會發病，有人則不會。

此外，從服用女性荷爾蒙的男性也會發生內膜異位症這點來看，應該還有經血逆流以外的原因。

子宮、輸卵管、陰道的一部分、膀胱及腹膜等，由胚胎學上來說，是由相同的細胞所生成。最近已知此細胞如果受女性荷爾蒙雌激素的作用，就會製造與子宮內膜相同的組織，引發內膜異位症。

另一個說法是，子宮內膜是穿過子宮的肌肉層直接侵入骨盆內。

最近有人進行環境荷爾蒙與內膜異位症關係的研究。農藥及戴奧辛等環境荷爾蒙毒性強且具致癌性。會對人體免疫系統造成障礙的戴奧辛，有類似雌激素的作用，也被視為是發生內膜異位症的原因之一。

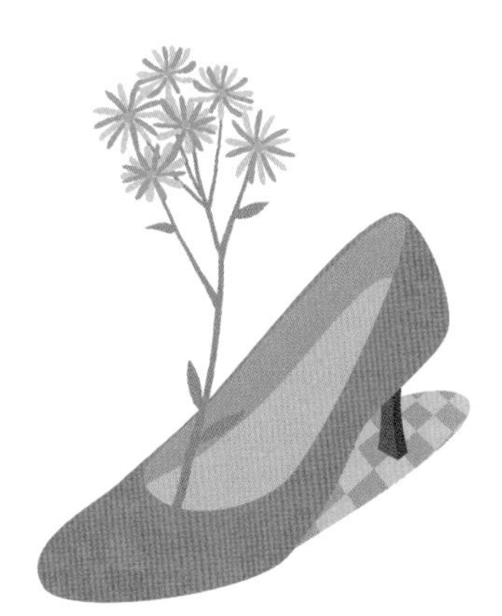

子宮內膜異位症的症狀

子宮內膜異位症的主要症狀是經痛。症狀會隨著病情的行進而變嚴重，其他還有腰痛、排便痛、性交疼痛等。除了疼痛之外，亦有經血過多、貧血、下痢、便祕、頻尿、浮腫等症狀。

內膜組織在卵巢內增殖引起的卵巢巧克力囊腫，有的在病情開始進展前都沒有症狀。但隨著病情的行進，會引起卵巢的蒂頭發生扭轉之「莖捻轉」，或導致囊腫破裂，帶來劇烈的腹痛。

發生在腹膜的內膜異位症，每次月經一來就會跟著出血，並因為會和四周臟器產生沾黏，成為疼痛的原因。

◆卵巢巧克力囊腫

在卵巢中形成血液袋，可用超音波斷層法、MRI檢查、CT（電腦斷層掃描）檢查等影像加以診斷。和其大小無關，囊腫破裂會引發激烈疼痛及炎症。當囊腫愈來愈大，會提高腸蠕動，扭轉而引起莖捻轉，發生劇痛。

●子宮內膜異位症的症狀

骨盆內疼痛 ▶	經痛（月經困難症）下腹痛、腰痛、性交痛
月經異常 ▶	經血過多、不正常出血
消化器官症狀 ▶	腹痛、排便痛、血便、便祕、下痢
尿路症狀 ▶	頻尿、血尿
不孕 ▶	輸卵管的運作不佳、排卵障礙
呼吸器官症狀 ▶	氣胸、血痰、喀血等（長在肺、橫隔膜等的內膜異位症）
皮膚腫瘤 ▶	腫脹、疼痛、伴隨出血等（長在肚臍及剖腹產等傷口的內膜異位症）
性交痛 ▶	插入太深時，子宮入口被壓住，已與周圍產生沾黏的整個子宮被牽動而發生如抽筋般的疼痛。

◆骨盤腹膜子宮內膜異位症

發生在骨盆中下腹部內的腹膜表面，患者最多，為容易沾黏的類型。發生部位在子宮與卵巢的表面、道格拉斯窩等。因出現如藍莓色的斑點，又稱為藍莓斑（blueberry spots）。

◆其他臟器的子宮內膜異位症

致病部位包括肺、肚臍、大腸、膀胱及手術的傷痕等。在肺是咳血痰，在膀胱是血尿，在直腸是血便等，在月經來時出現特有症狀。

子宮內膜異位症的檢查

有關子宮內膜異位症的檢查，詳情請參閱P.66之後的各個檢查項目，此處一樣先介紹檢查的流程。

首先是問診。詢問有關經痛、經血過多、月經之外的下腹痛、性交痛，及不孕等主訴症狀等，然後進行內診檢查子宮的狀態。先將窺陰器放入陰道中診察。接著將手指插入進行觸診，配合置於腹壁上的另一隻手，移動子宮，檢查有無移動之限制或疼痛。另外也檢查伴隨道格拉斯窩疼痛的硬塊及卵巢的腫脹等。

內診之後是超音波檢查。分成腹式超音波及經陰道超音波兩種。但一般使用可取得較多資訊的經陰道超音波。到這裡為止的診斷，可查知有無巧克力囊腫。

若無症狀，就持續追蹤觀察，萬一有症狀，可選擇腹腔鏡檢查、對症療法、荷爾蒙療法或腹腔鏡手術等。有時還會進行子宮內膜異位症指標的CA-125檢查。

若疑似有巧克力囊腫，為確認起見，配合需要進行CT檢查、MRI檢查及CA-125檢查。

若無自覺症狀，多半採取追蹤觀察。腫塊大時，則有荷爾蒙療法、腹腔鏡手術、開腹手術等治療方式可供選擇。有症狀時，要決定做腹腔鏡檢查、對症療法、荷爾蒙療法或腹腔鏡手術等。若疑似為惡性腫瘤，會盡早進行開腹手術。

●子宮內膜異位症的檢查

就診當天的檢查

- **問診**
- **內診**（視診、窺陰器檢查、雙合診）
- **超音波檢查**（有腹式及經陰道超音波兩種）
- **細胞檢查**（子宮頸癌的檢查）
- **血液檢查** ▶ 有無貧血
  腫瘤標記CA-125等的檢查

他日複診的檢查

- **MRI檢查** ▶ 確認子宮內膜異位症的範圍及巧克力囊腫的大小、有無惡性病變。
- **CT檢查** ▶ 檢查巧克力囊腫有無惡性病變。

子宮內膜異位症的診斷

在子宮內膜異位症的確診上，必須透過開腹手術或腹腔鏡直接觀看腹中狀況，並進行組織檢查，以證明有子宮內膜組織的存在。日常的診察並未使用腹腔鏡，而是做問診及內診，再從腫瘤標記、超音波斷層法及MRI等檢查數據來做診斷。

◆內診

子宮內膜異位症多半會在道格拉斯窩產生沾黏，以內診移動子宮，會出現不易移動或感到疼痛。有內膜異位的人當中約有四成為子宮後傾，原因被認為就是道格拉斯窩產生沾黏所導致。

若按壓腹部會覺得疼痛，或卵巢腫大時，有可能是巧克力囊腫。陰道壁、外陰及會陰有暗紫色的小硬塊時，有可能是腹膜以外的子宮內膜異位症。

◆超音波斷層法

雖然無法查知子宮內膜異位症的初期症狀、腹膜病變及沾黏等，但巧克力囊腫是能確認的，且亦能確認內膜異位症惡化時會產生的腹水。

◆血液檢查及其他

採集血液，以檢測腫瘤標記（CA-125等），再視需要進行MRI或CT等影像診斷。

◆腹腔鏡檢查

使用內視鏡的檢查，能夠確認初期內膜異位症的病變，且可同時使用電刀等進行剝離沾黏或燒灼病變部位之治療。

子宮內膜異位症與不孕

子宮內膜異位症是隨著月經週期而定期發作的疾病，並不會致命。但是巧克力囊腫隨著年紀增長，有可能轉變成惡性腫瘤，如果較大，最好還是開刀摘除。

子宮內膜異位症被認為是不孕的原因之一。據說懷疑不孕而就診的女性，有三至五成患有子宮內膜異位症。

但患有子宮內膜異位症不一定就會不孕。只要荷爾蒙分泌及排卵正常，也是有可能懷孕。

子宮內膜異位症引起不孕的主要理由是在「排卵障礙」、「卵子不易通過輸卵管」、「釋放前列腺素（prostaglandin）」、「釋放細胞激素(cytokine)」。

但巧克力囊腫會對正常的卵子成長及排卵形成障礙。由於卵泡不易成熟，加深了懷孕的困難度。

子宮內膜異位症有時會讓臟器因為內膜組織的沾黏而互相黏著在一起。卵巢、輸卵管、子宮、直腸等如果產生沾黏，將導致功能惡化。於是，出現排卵困難、輸卵管前端的輸卵管繖部（將卵巢擠出的卵子送至輸卵管的部位）運作變差、無法抓住卵子。不僅如此，若輸卵管沾黏，將使得精子及卵子不易通過。所以說沾黏有造成受孕困難狀態的可能性。

子宮內膜異位症還會促使生理活性物質前列腺素分泌旺盛。前列腺素是以微量調節身體運作的物質，被視為引起疼痛、促使子宮收縮而流產的原因。因為這樣，也變得不容易懷孕。至於細胞激素則會影響卵巢、輸卵管、子宮的功能，而造成不孕。

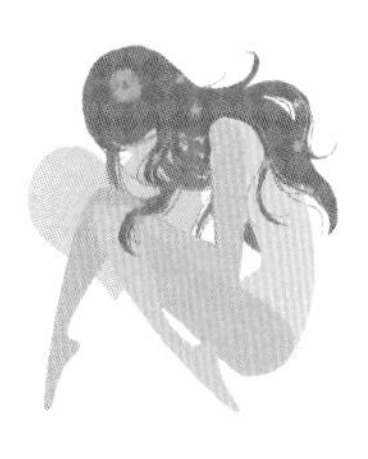

● Tips ●

何謂知後同意？

知後同意（informed consent）是指「在獲得正確資訊下自願的同意」。患者被充分告知醫療行為（手術、檢查及開藥等）及治療等的內容及目的，在瞭解的基礎上同意依此方針進行。醫生不僅要說明醫療的內容，還包括代替療法、副作用、費用、成功率及治療後的事宜等正確的資訊。

最近，「知後同意」受到相當的重視。醫生的詳盡說明固然重要，但另一層意義在於，患者本身也應該對自己的身體有充分的瞭解，並自行思考以決定要採取何種治療方法。

子宮肌瘤及子宮內膜異位症雖非致命疾病，治療的急迫性也常低於其他疾病，不是當下非立即展開治療不可。正因為如此，建議對於醫生提出的治療方針，不必倉促遵從，應該先瞭解疾病的相關知識，充分思考治療方法，再選擇適合自己的療法。

4 及早發現子宮肌瘤及子宮內膜異位症

子宮肌瘤的查核項目

當月經一來，就會肚子痛、腰痛、心情變差……因而懷疑有子宮內膜異位症或子宮肌瘤的女性，比預期中的多。也許有人雖為不孕所苦，但其實是得子宮疾病。

以子宮肌瘤為例，應在確實掌握肌瘤的位置、大小及狀態等資訊後，再選擇治療方法。有不順狀態或抱持不安的人，在去婦科就診前，請先自己試著針對一些查核項目進行確認。

＊子宮肌瘤的查核項目

① 月經的週期比以前短
② 月經從開始到結束達十天以上
③ 經痛到不吃藥便無法忍受的程度
④ 生理用品比以前更快用完
⑤ 睡覺有時經血會弄髒床單
⑥ 經血中有血塊
⑦ 腰部有沉重感
⑧ 眩暈及站起來會頭昏
⑨ 下腹有像腫塊的硬物
⑩ 頻尿
⑪ 分泌物變多、有茶褐色分泌物
⑫ 常便祕
⑬ 慢性下腹痛及腰痛
⑭ 性交疼痛
⑮ 不易懷孕（未避孕，但兩年以上都沒懷孕）

符合的項目數——

0 至 5 個 ▶▶▶▶▶目前沒問題
6 至10 個 ▶▶▶▶▶可能有子宮肌瘤
11至15 個 ▶▶▶▶▶罹患子宮肌瘤的機率高

子宮內膜異位症的查核項目

月經是與排卵、懷孕有關的身體週期之一。當排卵出現問題或卵巢及子宮生病時，月經的週期及量就會出現異常。月經的異常可視為疾病的徵兆。

雖然只是參考值，但標準的月經週期為二十五至三十八天，經期約三至七天。經血量為五十至一百五十公克，量多時約二小時更換一次生理用品還算是正常的。但因為不容易和別人做比較，請試著和自己之前的狀態比較看看。

雖然子宮內膜異位症及肌瘤都不是會立即致命的疾病，若覺得介意，就不要延誤，立刻到婦科就診。

＊子宮內膜異位的查核項目

① 月經來時會拉肚子
② 經痛愈來愈嚴重
③ 經痛到不吃藥便無法忍受的程度
④ 排便疼痛
⑤ 排卵時下腹會痛
⑥ 經血中有血塊
⑦ 腰部有沉重感
⑧ 貧血
⑨ 經期時覺得噁心及眩暈
⑩ 最近有血尿及血便
⑪ 分泌物變多、有茶褐色分泌物
⑫ 常便祕
⑬ 慢性下腹痛及腰痛
⑭ 性交疼痛
⑮ 不易懷孕（未避孕，但兩年以上都沒懷孕）

符合的項目數——

0 至 5 個 ▶▶▶▶▶ 目前沒問題
6 至10 個 ▶▶▶▶▶ 可能有子宮內膜異位症
11至15 個 ▶▶▶▶▶ 罹患子宮內膜異位症的機率高

你的月經正常嗎？

女性的身體以一定的週期，反覆進行排卵及來月經。此現象是由卵巢所分泌的荷爾蒙變化所引起的。

子宮位於膀胱及直腸之間，約如雞蛋大小。內腔被子宮內膜所包覆，上方的左右側各有一條輸卵管，下方有子宮口連接陰道。輸卵管的前端有呈喇叭狀的輸卵管繖部，負責接住排出的卵子。

卵巢位於子宮兩側，如拇指頭般大，女性一出生就有一百至二百萬粒原始卵泡。從初經到停經之間，每個月（週期長短因人而異）會左右交替由一邊的卵巢排出一顆成熟的卵子，稱為排卵。排出的卵子被吸入輸卵管，中途若遇上精子就成為受精卵。受精卵在子宮的內膜著床，就代表懷孕了。

如果沒懷孕，子宮內膜即伴隨出血而剝落，從陰道排出體外，此即所謂的月經。

月經的出血量約五十至一百五十公克，隨人而稍有不同。多時約二小時更換一次生理用品的量都還算正常，但若不到一小時就非得更換衛生棉不可，雖然未必是子宮內膜異位症或子宮肌瘤，但可能是身體出了什麼問題。因此，請先確認自己的經血量是否正常。

其次，確認是否有經痛愈來愈嚴重、經期拉長、月經來時覺得噁心及暈眩、出血量異常增多等症狀，這些都是發現異變的重點。若在非月經期間也有下腹痛或腰痛等與月經有關的不安時，應有疑似子宮及卵巢疾病的警覺。

總之，若覺得擔心或感到疼痛，最好還是去看一下婦科。

如何發覺子宮異常？

排卵及月經週期，是由位於腦部的間腦、腦下垂體所控制。當腦下垂體受到間腦的刺激而分泌卵泡刺激素，卵巢即開始分泌幫助卵泡發育的「雌激素」。當卵泡充分成熟後，此訊息會送達腦下垂體，而接著分泌黃體生成素，開始排卵。

卵子排出後，排卵後留下的陷凹處，生成由黃體製造出的黃體素（Progesterone，黃體荷爾蒙）。

如此，接收腦部指令的卵巢，分泌雌激素及黃體素兩種女性荷爾蒙，而子宮內膜受此影響而增厚，變得像海綿般柔軟。

此柔軟的內膜，依一定週期以月經形式排出體外。月經期間，乳房發脹、分泌物產生變化，自律神經及心情也會受到影響。測量基礎體溫，就可以掌握週期的變化。排卵時體溫會上升，月經來時體溫會下降。

瞭解平常月經的狀況，對於發現子宮異常十分重要。確實掌握經血是否變多、疼痛的程度及頻率如何等之身體的狀態，是早日發現有無異常的捷徑。

平時就留意自己的氣色、浮腫及腹部硬塊等，對自己的身體抱持興趣、留心觀察，可說是早日發現疾病的訣竅。

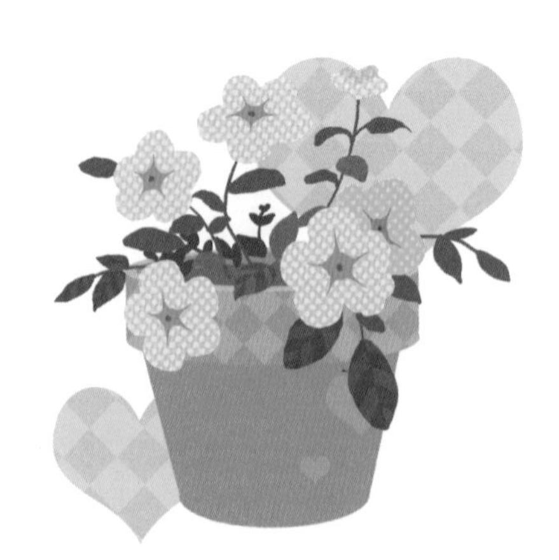

事先瞭解檢查的流程

子宮疾病必須做的三項檢查——問診、內診及經陰道超音波檢查。若有疑似合併肌瘤以外的疾病時，再加上細胞檢查、血液檢查及後續的MRI檢查。詳情請參閱P.70之後的說明。

以子宮肌瘤為例，經過內診及超音波檢查等而發現肌瘤後，如果是大肌瘤，可透過MRI檢查來確認肌瘤的位置。MRI檢查多半不會在初診時進行，而是擇日再做。血液檢查是檢查貧血狀態，再視需要開立鐵劑處方。

若是子宮內膜異位症，則要確認子宮有無沾黏、卵巢是否腫大等。卵巢腫大時，很有可能是長了巧克力囊腫，故再藉由MRI檢查加以確認。若為合併子宮肌瘤，也能以MRI檢查確認。

●子宮肌瘤・子宮內膜異位症的檢查流程

就診當天的檢查

問診 ▶▶▶▶瞭解症狀、預測疾病、掌握全身狀態。

窺陰器檢查 ▶插入窺陰器，確認分泌物和子宮陰道部的狀態。

內診 ▶▶▶▶手指插入子宮，確認子宮的大小、位置及子宮能否移動。

超音波檢查 ▶有腹式及經陰道超音波兩種。

細胞檢查 ▶▶子宮頸癌檢查。

血液檢查 ▶▶有無貧血，或再追加腫瘤標記CA-125及LDH的酵素檢查。

他日的複診

MRI檢查 ▶▶確認肌瘤的數量、大小、位置、深度。與類似疾病的判別。疑似子宮肉瘤時，進行MRI磁振造影檢查。

腹腔鏡檢查 ▶▶雖是為確認子宮內膜異位症，但通常會同步進行治療。

子宮肌瘤的檢查

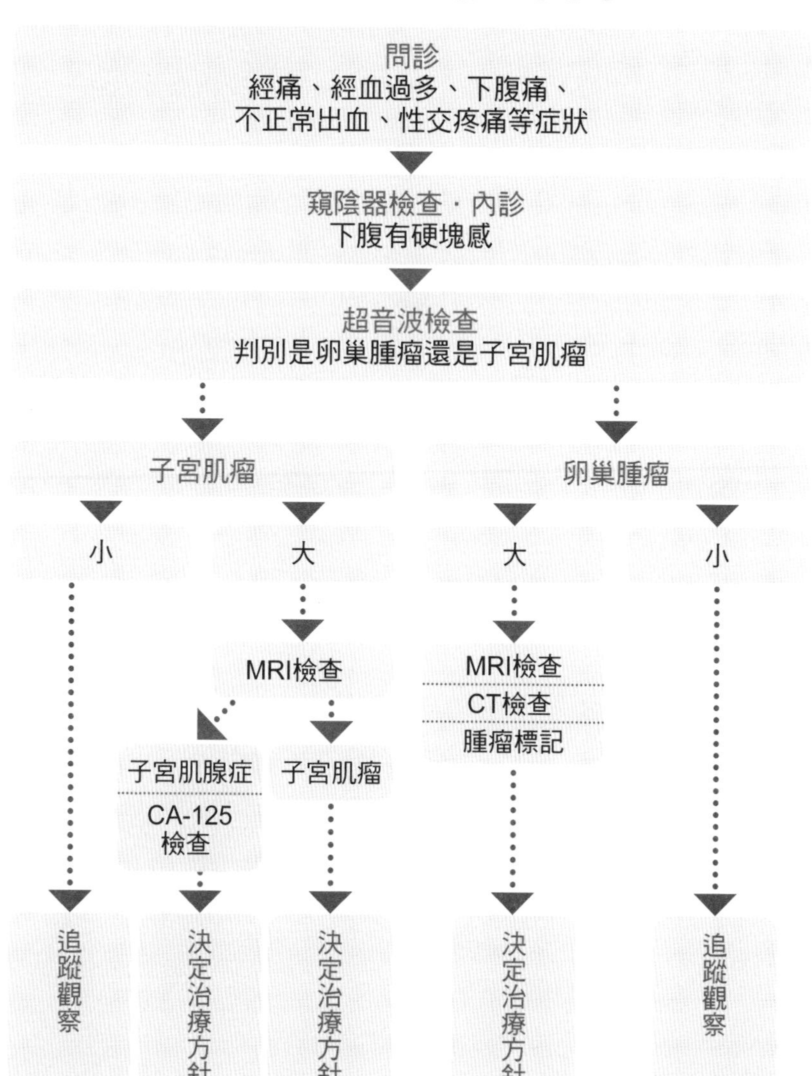
問診
經痛、經血過多、下腹痛、
不正常出血、性交疼痛等症狀
窺陰器檢查・內診
下腹有硬塊感
超音波檢查
判別是卵巢腫瘤還是子宮肌瘤
子宮肌瘤
卵巢腫瘤
小
大
大
小
MRI檢查
MRI檢查
CT檢查
腫瘤標記
子宮肌腺症
CA-125
檢查
子宮肌瘤
追蹤觀察
決定治療方針
決定治療方針
決定治療方針
追蹤觀察

●●● 子宮內膜異位症的檢查 ●●●

問診
經痛、經血過多、下腹痛、不正常出血、性交疼痛等症狀。
透過其他檢查發現內膜異位症。

▼

窺陰器檢查・內診
子宮移動受限制、疼痛。
伴隨疼痛的道格拉斯窩硬腫或卵巢腫大

▼

超音波檢查
確認有無巧克力囊腫

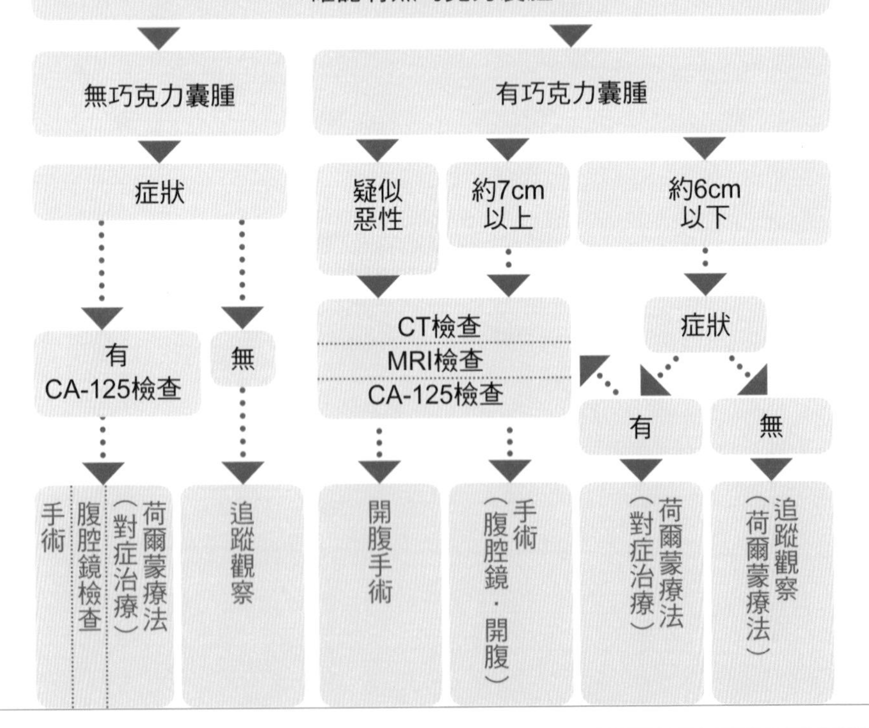

問診時會問些什麼？

問診的目的是要瞭解目前有什麼症狀、症狀的程度與頻率如何等身體狀態，再加上求診之目的等，是很重要的診察，同時也是預測疾病及開立處方的重要線索。在婦科的問診中，最常被問到的是月經的狀況，也許就診時可以帶著自己所做的紀綠。具體來說，至少也要確認月經週期、天數、經血量、有無經痛等事項再就診。

此外，將之前生過的病、治療中的疾病、正在服用的藥物、有無可能懷孕等訊息也一併提供給醫生，能使診察更加順利。醫院幾乎都會準備問診表讓看診者自己填寫。請把不適症狀、擔心的事，或檢查子宮頸癌為就診目的等，清楚地傳達給醫生知道。

就診時帶著基礎體溫資料、有無檢查經驗或檢查紀綠等，可避免重複相同的檢查，可省下時間配合目的好好與醫生做討論。

●問診的內容

＊煩惱的症狀（期間、頻率、程度、狀態等）

＊分泌物的狀態

＊月經周期及月經天數

＊初經年齡

＊最後一次月經的開始日、天數、經血量

＊有無生產、流產及墮胎經驗（是否為剖腹產）

＊之前生過什麼病（或治療中的疾病）

＊檢查子宮頸癌的時間及結果

＊服用中的藥物

＊有無過敏（異位性皮膚炎、氣喘、花粉症等）

＊有無藥物或食物過敏

＊家族有無此疾病（或正在生病中）

＊有無性經驗

＊未婚或已婚

內診是做些什麼檢查？

一般醫院在經過問診，仔細詢問症狀後，接著再進行內診。

內診是將手指由陰道插入，配合另一隻置於腹部的手，確認子宮與卵巢的大小及柔軟度，如此可瞭解子宮是前傾或後傾。如有必要，有時可改成直腸診，由肛門插入手指做診察。

此外，放入筒狀的窺陰器，觀察子宮口的狀態或採集分泌物，或為了診斷有無子宮頸癌及子宮癌，而刮取子宮口及子宮內膜的細胞，以進行細胞檢查，也就是檢查有無癌細胞的存在。

當然，內診並非每個人都一定要做，尤其對於從未有過性行為的婦女則無法做，但對有不正常出血及不適症狀的人，則是不可或缺的檢查，因為透過內診可以得到許多的資訊。

窺陰器檢查

將筒狀的窺陰器由子宮口放入，撐開陰道以觀察子宮口的狀態。診察分泌物、陰道及子宮頸的狀態。

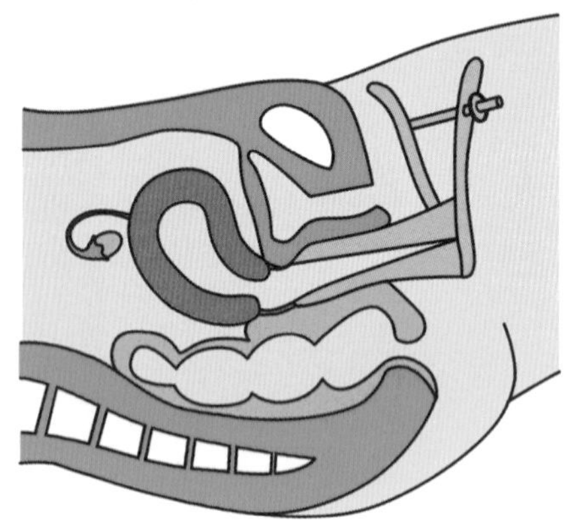

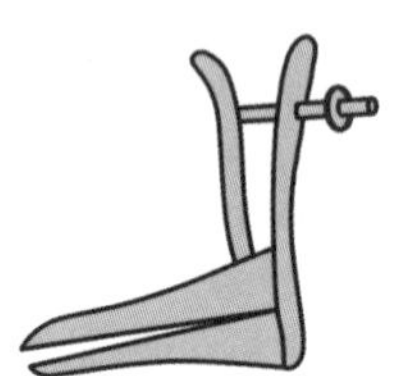

內診

將一隻手的手指插入陰道內，配合另一隻手確認子宮及卵巢的大小、柔軟度及有無沾黏等。

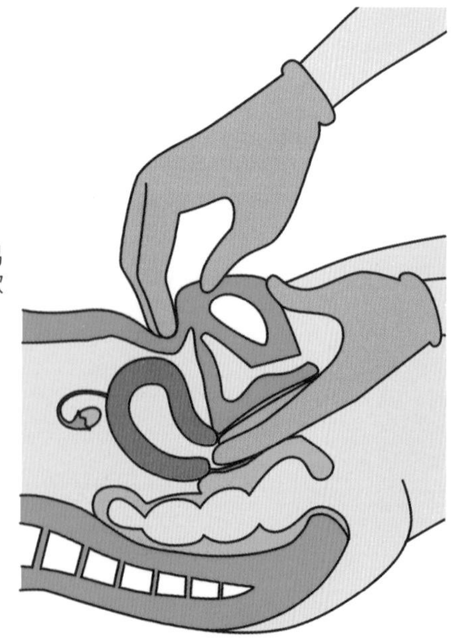

何謂超音波檢查？

超音波檢查又稱為回聲檢查，是利用人耳聽不到的高周波進行檢查。被檢查者不會感到疼痛或不舒服，而能瞭解臟器及骨盆腔內的詳細狀況，是項便利又安全的檢查。

有將探頭放在腹部進行掃描檢查的「腹式超音波」，和另一種放入體內進行檢查的「經陰道超音波」。

沒有懷孕或懷孕初期者一般使用經陰道超音波，診察子宮及卵巢的狀態，以及肌瘤的大小、數量、位置等。經陰道超音波能辨別肌瘤、卵巢囊腫及肌腺瘤等。腹式超音波則使用在抗拒內診或無性經驗的人，但看不到細部處。相反的，巨大的肌瘤有的由外部檢查反而容易確認。

〔註〕卵巢囊腫：在卵巢腫瘤中，屬於良性的內部多半是液體，稱為「囊腫」。若是由子宮內膜異位症引起的，就叫「巧克力囊腫」。但最多的是「皮樣囊腫」，另一個名詞叫「畸胎瘤」，內含脂肪及毛髮等。

〔註〕子宮肌腺症　肌腺症是指子宮的肌肉層中含有子宮內膜組織。常與肌瘤及內膜異位症合併發生，肌瘤患者占百分之五十至六十、內膜異位症患者占百分之七十。肌腺症是部分子宮壁變厚而形成硬塊。

何謂MRI檢查？

利用高強度磁場，將體內的分子反應透過電腦以影像呈現的檢查。可掌握人體的剖面圖，可從縱、橫、斜等各方位顯示身體的影像。其影像解析度比超音波更細更鮮明，可更加仔細的診察小肌瘤、肌瘤的大小、數量及位置等。

由於連骨盆腔內的膀胱、直腸腸管的細部或脊椎、肌肉等都能一併顯示，更容易瞭解子宮的位置及其大小。但對臟器等的沾黏之診斷困難，很多都要直接查看腹腔內才能明白。

MRI檢查不同於CT和X光，不必擔心輻射的問題，但因為是使用磁振，體內有裝置心律調節器等金屬物的人是無法使用的。

在台灣的健保制度下，MRI或CT皆不是子宮肌瘤或子宮內膜異位症之常規檢查，除非有惡性之考量。

其他的檢查方法

除了問診、窺陰器檢查、內診及超音波檢查之外，子宮疾病還有各種檢查方式，茲介紹如下。

◆血液檢查

血液檢查的目的是檢驗有無貧血及腫瘤標記。

貧血的程度是由鐵與蛋白質結合的成分——血紅素（hemoglobin）的數值來判斷。檢查方法不同，其基準值會有些差異，但大抵血紅素在11～12g/dl以下就視為貧血。

腫瘤標記是抽血檢驗有無癌細胞病變的檢查，但也可檢出癌以外的問題。前文已提及CA-125可作為子宮內膜異位症的標記，其指數愈高，有內膜異位症的機率就愈高。但有不少子宮內膜異位症患者其指數亦為正常值。

必須注意的是，卵巢癌和子宮癌有時亦會呈現高指數，月經中及懷孕時，指數也有可能升高。所以多半會與其他檢查併用。

驗血後若重度貧血，如血紅素低於八度以下，一般建議先輸血後再行手術。治療中為了確認鐵劑等藥物的效果，有時也要驗血。

◆子宮輸卵管造影檢查

是從子宮口將細管子（導管）伸入子宮內，注入造影劑後再做X光攝影的檢查。對於希望懷孕的人，可由此得知輸卵管有無堵塞，以及子宮內腔的形狀、大小、有無沾黏等。

也常應用在不孕檢查、檢視子宮內腔凸出的病變，或利用在黏膜下肌瘤之診斷上。當肌瘤很大時，有時亦用來確認子宮的形狀。

◆子宮鏡檢查

是從陰道放入像胃鏡的子宮鏡，直接觀察子宮內膜或子宮腔的方法。

適合於黏膜下肌瘤、內膜息肉、癌等子宮內膜異常的診斷。

不只是檢查，更可同時切除黏膜下肌瘤及息肉等。

◆腹腔鏡檢查

在腹部（肚臍下）切開一個約一公分大的切口，放入內視鏡，以觀察子宮、卵巢、輸卵管及骨盆腔的方法。可用於確認內膜異位症的病灶及進展速度，或切下組織進行確診。亦能在左右兩側的下腹部及恥骨上方開個小切口，使用電刀及鉗子，來燒灼病灶或剝離沾黏、剔除巧克力囊腫等。

為了要方便看見子宮、卵巢及骨盆腔的內部，或方便手術操作，會灌入二氧化碳讓腹部鼓起，或利用金屬鋼線將腹壁撐成帳篷狀。

◆直腸診

不只是子宮，還可經由直腸檢查子宮及卵巢等的狀態。多半用在無性經驗的女性身上，有時也可用來代替內診。

〔註〕內膜息肉：子宮內膜的細胞所形成之狀似香菇的柔軟腫瘤。幾乎都是良性，但也有惡性的息肉。

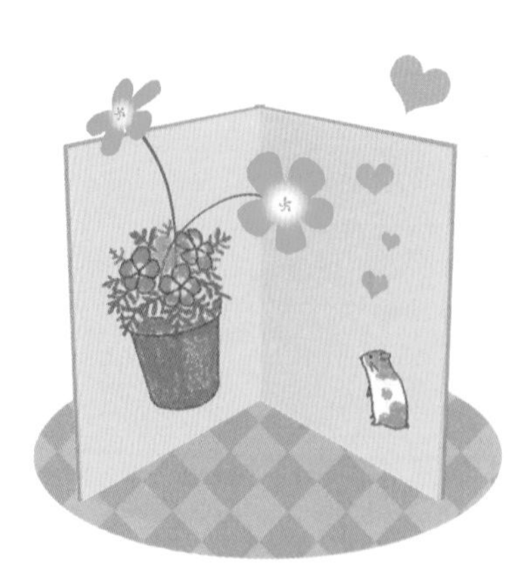

檢查時會痛嗎？

前文已說明了子宮疾病的檢查方法。大家應該都會擔心檢查時會不會痛。

內診多少會有一點痛，但也許更令人在意的可能是不快感。但動到子宮和卵巢時感到的疼痛，可能是已經有病灶。

內診時會緊張是正常的。醫生將手指伸入陰道，另一隻手放在腹部上，兩者配合檢查子宮和卵巢的狀態。此時受檢者若過於緊張，腹部一用力，就無法確認內部有無異常。因此，要儘量使身體放鬆，慢慢深呼吸，舒緩一下心情。

若覺得痛，可以明白告訴醫生，要求調整一下做作法。沒有性經驗或很容易緊張的人，也可要求初診只先做問診。

聆聽檢查結果時的注意點

結束診察及檢查後，接著是聆聽結果說明。病名自不用說，專門事項也一定要聽明白，遇有不懂處就請教醫生。一邊記筆記，一邊聆聽可能會比較容易懂。

子宮肌瘤或子宮內膜異位症，都不是非立即治療就會致命的疾病，所以不必急著下結論。可在充分聽取醫生的診斷及對治療方法的意見後，回家與家人商量或再仔細地思考。建議蒐集相關資料，尋找出適合自己的治療方法，按照自己的意思去做決定。

在醫院聽取說明的內容

病名	→	肌瘤、子宮內膜異位症或其他疾病。
症狀	→	不懂就問。 子宮肌瘤：肌瘤的類型、數量、大小及位置。 子宮內膜異位症：有無沾黏、有無巧克力囊腫、進展狀況如何。
診斷的根據	→	若接受超音波等影像檢查，請要求看照片。
疾病的進展	→	預估今後之進展程度。
治療方法	→	告知醫生是否希望懷孕、有沒有工作、家庭狀況等。 如何選擇追蹤觀察、對症療法或手術療法。 詢問治療方針的根據。 詢問治療方針的優缺點。

要選擇哪一種醫院才好？

最近的醫療技術已朝向配合患者的期望發展。不想要拿掉子宮、不要在腹部留下傷痕、希望不要請假做治療……期待能配合生活型態決定治療方法的女性愈來愈多。但是，不嘗試理解治療內容，全權委由醫生處置，這樣的心態將無法得到適切的治療。醫生雖然提供建議，但請別忘了治療方法的選擇在患者本身。

並不是只有大醫院或大學附設醫院才是好醫院。候診的時間長而看診時間短，結果是：無法插話、想問的事也沒辦法問，如此怎能得到令人滿意的醫療品質。

如果是想要採取追蹤觀察、服用鎮痛劑或中藥，則無住院設備，但交通便利，又能好好請教醫生的診所，或許是不錯的選擇。但若考慮動手術，設備不夠周全的醫院是無法對應的。

●向醫生請教問題時

- 將問題整理寫下來
- 一次不要問太多問題
- 自己做筆記，以確認應答內容
- 就診前先蒐集資料

最重要的是，醫生和患者之間能不能建立起信賴關係。即使是有名的醫生，或許不能幫你消除不安或耐心回答你的問題，這樣的醫生就稱不上是名醫了。如果無法得到值得信賴的醫療照護，也許乾脆更換醫院可能比較好。因為診療時間有限，為了要在看診時有效的提問，最好事先想好要問的問題。

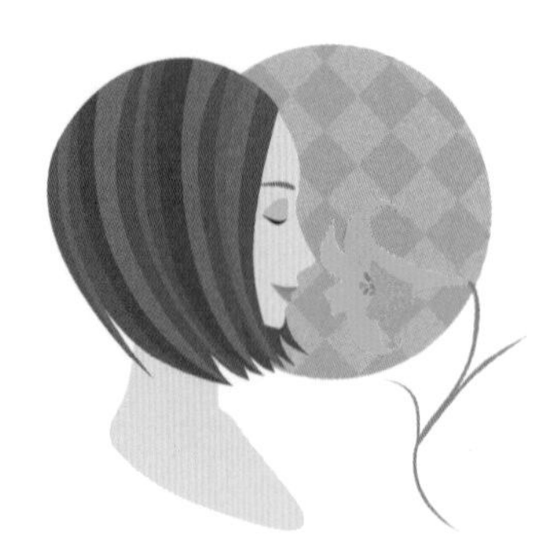

挑選好醫生＆好醫院的祕訣

- 能針對問題或疑問仔細做說明
- 能在困惑時提供建議
- 充分說明子宮的現況，以及未來的可能演變
- 具體告知所有治療伴隨的優缺點
- 每次診療都會確認症狀
- 會聽取患者的希望
- 充分說明超音波檢查、MRI檢查等相關事宜
- 讓患者選擇治療方針
- 不提一般理論，而是具體說明這家醫院可以做到哪些事

5

子宮肌瘤．子宮內膜異位症的治療方法

蒐集子宮肌瘤的資訊以決定治療方法

子宮肌瘤顯現的症狀隨肌瘤的位置而異，症狀及位置並無一致性。愈靠近子宮內膜的愈會引發經血過多的症狀。發生於黏膜正下方的黏膜下肌瘤，即使肌瘤很小，月經來時也可能大量出血。

肌層內肌瘤及漿膜下肌瘤增大後會出現壓迫症狀。肌層內肌瘤變大，會和黏膜下肌瘤一樣，容易造成經血過多。黏膜下肌瘤及朝黏膜方向生長的肌層內肌瘤，會防礙受精卵的著床，導致不孕。希望懷孕的人，最好是動手術。

肌瘤的大小和症狀的輕重不一定成比例，肌瘤生長的位置才是其決定因素之所在。子宮肌瘤因其生長位置之不同而呈現出不同的生長程度。子宮肌瘤絕大部分是長在子宮體，長在子宮頸的並不多見。肌層內肌瘤及漿膜下肌瘤幾乎以相同比例出現，而黏膜下肌瘤似乎比較少。

肌瘤增大的速度隨人而異。有時肌瘤雖小，但有自覺症狀、並有難受的感覺，此時手術療法也許是必要的。另一方面，即使有大的肌瘤，但無自覺症狀，也是可以選擇追蹤觀察。而當症狀已經嚴重到妨礙日常生活，且使用藥物也無法改善時，就有必要手術了。此外，當肌瘤慢慢變大，疑似子宮肉瘤等惡性腫瘤時，最好還是進行手術。

蒐集子宮內膜異位症的資訊以決定治療方法

子宮內膜異位症是指原本覆蓋在袋狀子宮內腔的內膜細胞，持續在子宮以外增生的疾病。症狀多見於卵巢，即所謂巧克力囊腫，但其他如子宮韌帶、腹膜、輸卵管、直腸及膀胱等部位也能見到。比較罕見的是在肺、肚臍、大腸、膀胱等離骨盆腔有段距離的位置出現的內膜異位症。

卵巢囊腫是指卵巢內部部分囤積液體而腫大。巧克力囊腫是其中的一種，因子宮內膜細胞出血，舊的血液不斷蓄積腫脹的結果。

子宮內膜異位症的特徵是患者幾乎都有嚴重的經痛，且近百分之五十的人有不孕的問題。下腹痛、腰痛及性交痛等亦為其典型症狀。內膜異位症因每次月經來時，患病部位就會出血，導致臟器間彼此沾黏，而引起疼痛。

只要卵巢的功能還在，子宮內膜異位症就無法根治，這是它的特徵。只是卵巢摘除後，就完全不再分泌女性荷爾蒙，如果想要保有卵巢的功能或希望懷孕，則必須選擇其他的治療方法。

選擇治療方法的重點

子宮肌瘤及子宮內膜異位症有各種治療方法。以肌瘤為例，其大小、位置及沾黏程度因人而異，對周圍臟器的壓迫方式及經痛的難受程度也有所不同。

此外，是否希望懷孕、是否接近停經等，患者的年齡、立場及生活方式也各有差異。所以，配合症狀決定治療方法固然是理所當然，但建議將「個人的想法」也納入諸多條件中一併考量。

治療可概分為「保存性療法」及「手術療法」兩大類。就方式來看，就是「內科的藥物治療＝保存性療法」及「外科的治療＝手術療法」。最好的作法是，列出各種條件，例如：放著不管對身體會造成什麼傷害？有無時間上的緊迫性……經評估後再做選擇。

所謂的保存性療法是指不動手術而使用藥物治療，以抑制雌激素的荷爾蒙療法為主。是以弱化或抑制分泌女性荷爾蒙的卵巢功能等，而讓月經停止的方法。其目的在縮小增殖的內膜組織及肌瘤。不過，因為保留了子宮及卵巢，因此荷爾蒙藥物療法不能說是根治治療，而只能說是「保存性療法」。

至於手術療法，又分成保留子宮及卵巢，只剔除內膜組織及肌瘤的「保存性手術」，以及直接切除子宮及卵巢的「根治手術」。

保存性手術雖然剔除了病灶，但只要子宮及卵巢還正常運作，就有可能會復發。如果僅就病灶進行核出術，能使月經恢復正常而不再復發，就稱得上是成功的保存性手術了。無奈復發的可能性不算低，必須等到停經才能知道其結果。

因子宮肌瘤而進行子宮切除手術，雖然失去子宮而月經不會再來、腹部留下傷痕、無法再懷孕，但身體可恢復健康，沒有復發的危險。

以子宮內膜異位症來說，切除子宮及卵巢才是根治手術。

肌瘤小或內膜異位症的症狀輕微者，有時亦不做治療而採追蹤觀察。另外也有依個人意願，如希望懷孕或不想服用荷爾蒙藥物等而選擇對症療法。所謂對症療法是以吃鎮痛劑緩和經痛等疼痛、服用中藥緩解症狀、以抗憂鬱藥穩定情緒低落、以鐵劑改善經血過多引起的貧血等方法，來持續藥物療法。

選擇對症療法及追蹤觀察的人，必須定期接受檢診，以檢視肌瘤及內膜異位症的狀態。

不論選擇何種治療方法，都必須積極面對自己的身體，以「健康」為目標，從長遠角度來考量。

關於子宮肌瘤的治療

子宮肌瘤的不適症狀有經痛及經血過多等，但治療方法隨著有無嚴重貧血及壓迫其他臟器的症狀、對健康有無損害、是否希望懷孕等因素，而有不同的選擇。又，要不要留下子宮、對日常生活或健康的障礙程度等，也都是極大的關鍵。

依子宮肌瘤的種類及大小做決定

子宮肌瘤是良性腫瘤，如果肌瘤不大，也無月經困難症及壓迫症狀，有時可追蹤觀察。此外，若接近停經年齡，肌瘤又無變大的傾向時，也可不做積極治療而持續觀察。

一般來說，漿膜下肌瘤及肌層內肌瘤，在直徑數公分的大小時可追蹤觀察。但黏膜下肌瘤即使直徑在二公分以下，因伴隨強烈經痛及經血過多，視情況可能需要手術治療。子宮肌瘤大部分是「多發性」，不只一顆，動一次手術可將多顆肌瘤一起切除掉。

●追蹤觀察	經診斷，若無症狀即採取追蹤觀察
●對症療法	對症療法中藥緩解症狀→藥物療法 鎮痛劑緩和疼痛→藥物療法 投以鐵劑改善貧血→藥物療法 針灸、芳香療法、氣功等
●其他的藥物療法	
① 假停經療法 GnRH拮抗劑 （註：GnRH　antagonist，促性腺激素釋放荷爾蒙拮抗劑） Danazol （註：達那諾，一種經人工合成的荷爾蒙）	●接近停經患者的對症療法 ●經痛及經血過多的暫時性處置 ●為縮小肌瘤而在手術前使用 ※ 術前的投藥，對貧血及沾黏等症狀的改善有效。但考慮副作用而有對象限制。
② 避孕藥	有緩和經血過多及經痛的效果。 因為無法治療肌瘤，所以邊追蹤觀察邊使用。為對症療法的一種。
●手術療法	分成保留子宮及卵巢的保存性手術及全切除的根治手術。有腹式、經陰道及腹腔鏡等手術方式。
① 保存性手術 （保險不給付）	肌瘤核出手術 經陰道子宮肌瘤切除術 子宮鏡手術（透過切除鏡的黏膜下肌瘤切除） 子宮動脈栓塞術・聚焦超音波手術・微波子宮內膜燒灼術
② 根治手術	子宮全切除術

選擇手術時的重點

子宮肌瘤的手術療法有很多種，並不是一律都是拿掉子宮。有子宮全切除的根治手術，也有只剔除肌瘤但保留子宮的肌瘤核出術。

手術的方法有開腹及在腹部切開小洞放入稱為腹腔鏡的內視鏡操作，及使用子宮鏡由陰道進行的方法，共三種。

選擇手術的重點在於，是要選保留子宮的肌瘤核出術，還是切除子宮的根治療法。此外，傷口是要切大還是開小洞，也是選擇手術時的考慮重點。

當被診斷出子宮肌瘤，是否希望懷孕成為選擇手術的關鍵。當肌瘤的位置經研判會對懷孕造成阻礙時，會進行肌瘤核出術，手術後可能提高懷孕的機率。此時多半採用腹部傷口小、術後不易產生沾黏的腹腔鏡手術。但這個手術取決於醫生的經驗及技術，最好到醫院商討後再作決定。無意懷孕的人，則較多接受子宮全切除手術。

子宮肌瘤的對症療法——藥劑的種類

在子宮肌瘤的藥物療法中，有以保留子宮為目的，以藥物緩解經痛或減少月經量的方法。又，想要以避孕藥等荷爾蒙劑來減少月經量時，請先和醫生商量後再進行。貧血的人可服用鐵劑，以改善眩暈、痠痛、疲勞及心悸等貧血症狀。

經痛嚴重時，善用鎮痛劑，讓日常生活至少能過得舒適些也是很重要的。

①鎮痛劑

抑制子宮肌瘤疼痛的藥物使用非類固醇類抗炎藥。疼痛時可服用indomethacin及diclofenac sodiumhg等鎮痛劑。市售的鎮痛劑種類繁多，因考慮副作用，其效果稍弱於醫院開立的處方藥。藥劑只能緩解疼痛，無治療效果，應避免自行判斷而任意服藥，而依據醫生的診斷來服用。

使用鎮痛劑時，必須留意對腸胃的傷害。用於子宮肌瘤上的鎮痛劑，是為了止經痛而頓服（指一天的用藥量一次服下，以達到最佳的治療效果），並非常態使用，可不必過分擔心。但如果出現腸胃變差的情形，最好請示一下醫生。

胃腸不好或介意副作用的人，可事先告訴醫生，請他開立較不傷腸胃的藥劑。

②中藥

藥方不同於GnRH拮抗劑，服用中仍可能懷孕。不過桃核承氣湯有時會妨礙懷孕，服用時要多加注意。

子宮肌瘤常用的中藥，還包括芍藥甘草湯、桂枝茯苓丸及當歸芍藥散等。

其中最常用的是桂枝茯苓丸。它和桃核承氣湯都被視為具有改善肌瘤症狀的功效。但服用中藥，要以有體力及精神為前提。

中藥的種類多不勝數，對子宮疾病有效的也不少，但有些副作用，若服用後覺得身體不適或長出濕疹，可請教醫生。

・芍藥甘草湯：劇烈疼痛時。

・桂枝茯苓丸：有體力者。

除經痛外，對肩膀僵硬、發冷、頭痛及焦躁等亦有效。

・當歸芍藥散：體質虛弱者。

除經痛外，對肩膀僵硬、發冷及疲勞等亦有效。

・桃核承氣湯：體力充沛、體格較好者。

除經痛外，對便祕、手腳冰冷、頭痛、熱潮紅等亦有效。

③貧血的藥

缺鐵性貧血是因經血過多而引起，此時可服用或注射鐵劑予以治療。

為促進鐵的吸收，有時會建議補充維生素C錠劑。

服用的鐵劑有檸檬酸亞鐵鈉（Sodium Ferrous Citrate）、焦磷酸鐵（ferrous fumarate，又名富馬酸亞鐵）及硫酸鐵等，注射的有含糖氧化鐵等。

藉由藥物補充鐵分固然重要，但從食物中攝取鐵及維生素C等營養素也是很重要的。

子宮肌瘤的藥物療法——荷爾蒙療法

荷爾蒙療法的原理，在於抑制被認為與肌瘤生長有關的雌激素。

對於接近停經的案例，即使有貧血或肌瘤增大的傾向，在停經期前的一段期間，有時也會採對症療法，開立抑制雌激素分泌的GnRH拮抗劑。GnRH是促性腺激素釋放荷爾蒙，而GnRH拮抗劑則是降低其分泌的藥物。當GnRH的分泌減少，就能抑制雌激素的分泌，進而壓制子宮肌瘤的生長。GnRH拮抗劑有噴鼻劑及注射劑兩種。雌激素受到抑制，月經即能停止，貧血即能獲得改善。雖是人為的停經狀態，但亦會出現更年期症狀，包括氣血上升、熱潮紅、焦躁、骨質疏鬆等，所幸也有藥物可以對應。

雖有貧血及經血過多等難受症狀，但不希望手術的人，為使在有限期間內，能緩和症狀，亦可使用這樣的荷爾蒙劑。

著眼於荷爾蒙劑會暫時讓肌瘤縮小，也會於手術前使用，以抑制手術時之出血量。不過，使用前請先理解，荷爾蒙劑也有效果不彰，及一旦停止用藥就立刻回復到原來大小的案例。

此外，利用中劑量及低劑量的避孕藥來抑制月經及排卵，也能減輕經痛及經血過多等不適症狀。避孕藥中含雌激素，也含大量的黃體素，能抑制釋放阻止子宮內膜增生的前列腺素，以及抑制子宮收縮等作用。但畢竟是對症療法，並沒有讓子宮肌瘤縮小的效果。

關於子宮肌瘤的手術療法

子宮肌瘤的手術可分成子宮全切除術及子宮肌瘤核出術。

全切除術是將整個子宮全部摘除的根治療法。既是全切除，當然就不可能再懷孕，月經也會停止，不過卵巢仍會正常分泌荷爾蒙。

希望保留子宮的人，或是考量肌瘤會對懷孕造成妨礙的人，可選擇只剔除肌瘤的肌瘤核出術。近來的肌瘤核出手術亦有利用腹腔鏡及子宮鏡者。因為有腹部傷口小、少沾黏及住院期間短等優點，愈來愈受到歡迎，只是手術時間較長。因有些肌瘤不適用此方法，加上手術設施等因素，有必要先與醫生充分討論。

全切除（開腹）的手術常遭誤解，其實它的手術時間較短、出血量較少，術後的後遺症也少。所以，請將子宮肌瘤核出術當成未來還想懷孕生子者的不得已選項。

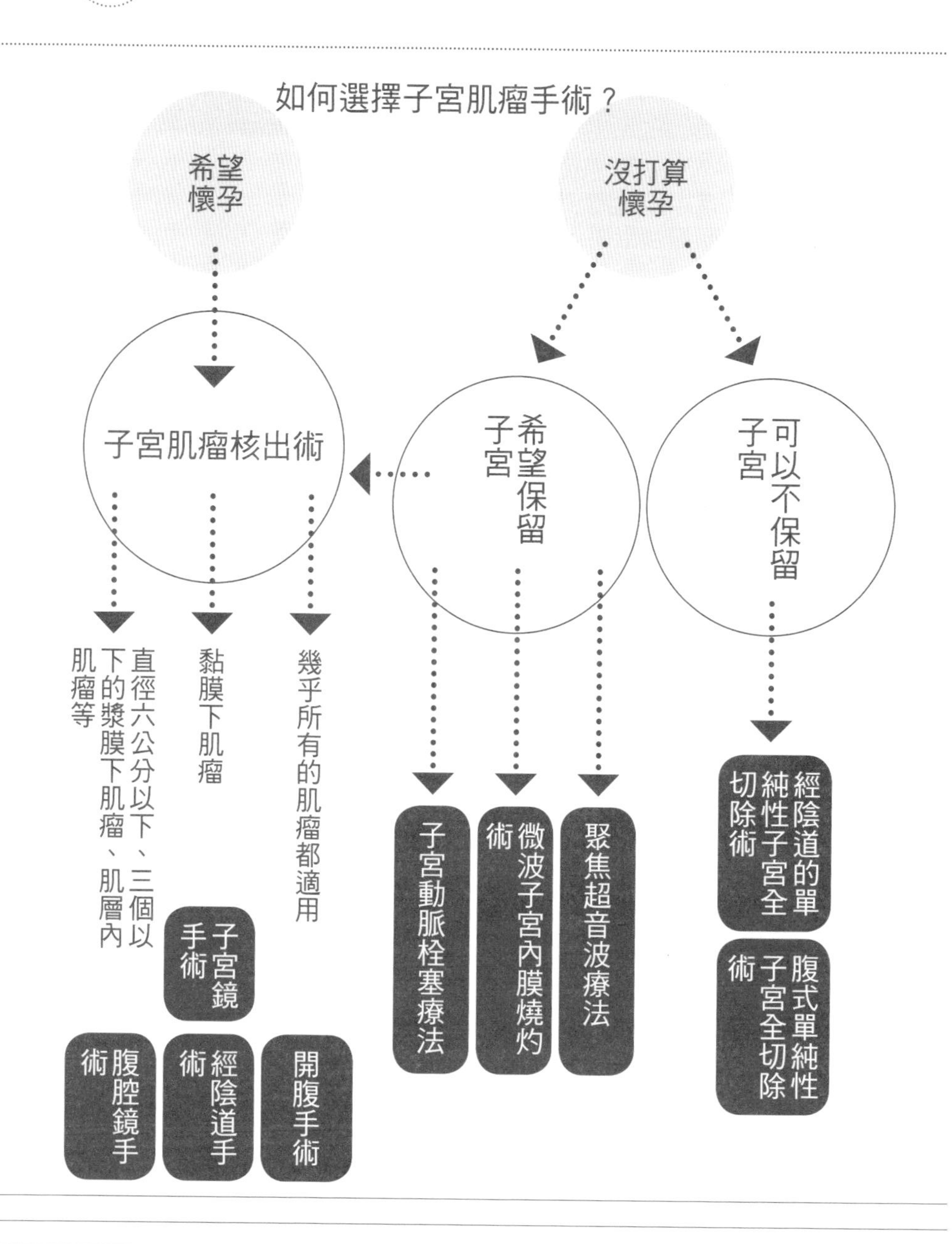

如何選擇子宮肌瘤手術？
希望懷孕
沒打算懷孕
子宮肌瘤核出術
希望保留子宮
可以不保留子宮
直徑六公分以下、三個以下的漿膜下肌瘤、肌層內肌瘤等
黏膜下肌瘤
幾乎所有的肌瘤都適用
子宮鏡手術
腹腔鏡手術
經陰道手術
開腹手術
子宮動脈栓塞療法
微波子宮內膜燒灼術
聚焦超音波療法
經陰道的單純性子宮全切除術
腹式單純性子宮全切除術

<保存性手術>

① 腹式子宮肌瘤核出術（參閱P102）

開腹，僅剔除肌瘤。
一般的肌瘤核出術，為目前手術中普遍的一種。

② 腹腔鏡子宮肌瘤核出術（參閱P103）

使用腹腔鏡剔除肌瘤的方法。
腹腔鏡子宮肌瘤核出術（LM）是在腹部打開數個洞，放入腹腔鏡及手術器具進行的手術。若執行困難，再切開數公分大的切口，進行腹腔鏡輔助下子宮肌瘤核除術（LAM）。

為了不拉大切開的傷口，較大的肌瘤會先在裡面切割後再取出。多半是用來剔除體積較小的漿膜下肌瘤及肌層內肌瘤，對大肌瘤的手術較不適合。因手術設施受限，需事先與醫生商量。

③ 經陰道子宮肌瘤剔除術

以有蒂黏膜下肌瘤為對象，從陰道側取出肌瘤的方法。

④ 子宮鏡肌瘤核出術（參閱P103）

將裝有電刀的子宮鏡由陰道伸入，以剔除黏膜下肌瘤的方法。
也稱為TCR。
此手術不適用於大顆的黏膜下肌瘤及多發性黏膜下肌瘤。

⑤ 子宮動脈栓塞術（參閱P119）保險不給付

塞住輸送營養到子宮的動脈，以停止血流的方法。也稱為UAE。
肌瘤因為無法補充營養而暫時縮小。適合於經血過多及月經困難症嚴重者。但由於其安全性尚未獲得確認，故不推薦給希望懷孕者。有報告指出，肌瘤在術後三個月約能縮小至百分之五十，一年後縮小成百分之三十，症狀也能改善百分之九十。此手術的副作用是感染、卵巢功能不全，以及對導管及造影劑過敏等。

＜保存性手術＞

⑥ 聚焦超音波手術（FUS）保險不給付
從腹壁照射超音波，將肌瘤燒灼掉。但，條件篩選嚴格，適用者不多。施行設備亦受限。

⑦ 微波子宮內膜燒灼術（MEA）保險不給付
燒灼子宮內膜，以治療經血過多症狀。雖然經血量會銳減，但無法治療肌瘤。施行設備亦受限。

＜根治手術＞

① 腹式單純性子宮全切除術（參閱P105）
剖開腹部摘除子宮的手術。開腹手術有橫切及縱切。

② 經陰道單純性子宮全切除術
從陰道摘出子宮的方法。礙於肌瘤大小、有無生產經驗，以及沾黏程度，適合者有限。

③ 腹腔鏡輔助經陰道子宮全切除術
為安全進行經陰道子宮全切除術，輔助性使用腹腔鏡的方法。也稱為LAVH。
以腹腔鏡進行確認沾黏、予以剝離，切斷子宮外側韌帶等部分手術過程，並從陰道摘出子宮。若是大肌瘤，手術時間會相當長久。此方法尚不普及，有此設備的醫院也少，需事先和醫生商量。

子宮肌瘤核出術（開腹手術的案例）

●從身體側面看子宮的剖面●

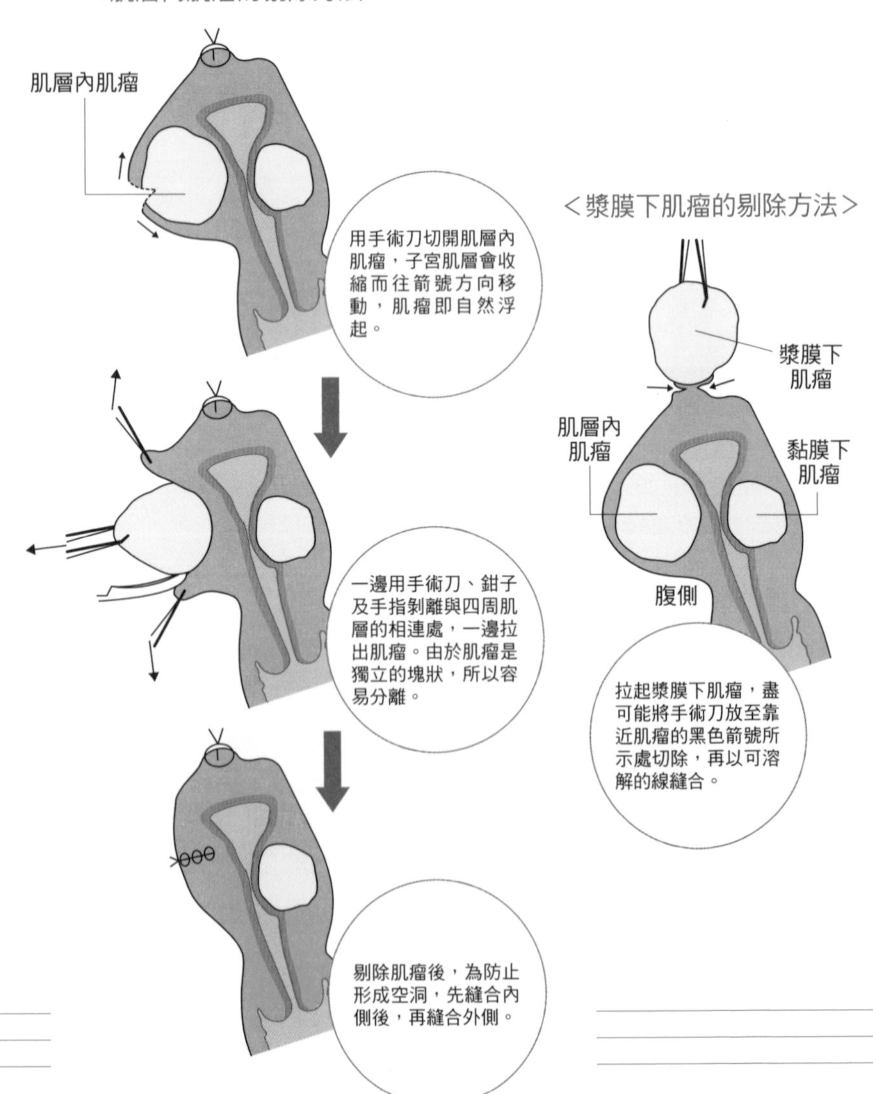

以子宮鏡手術剔除黏膜下肌瘤

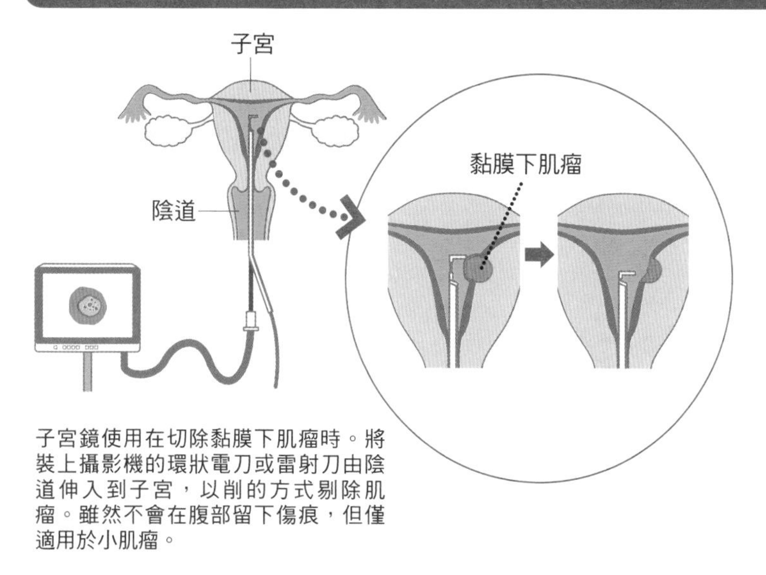

子宮鏡使用在切除黏膜下肌瘤時。將裝上攝影機的環狀電刀或雷射刀由陰道伸入到子宮，以削的方式剔除肌瘤。雖然不會在腹部留下傷痕，但僅適用於小肌瘤。

腹腔鏡手術的方法

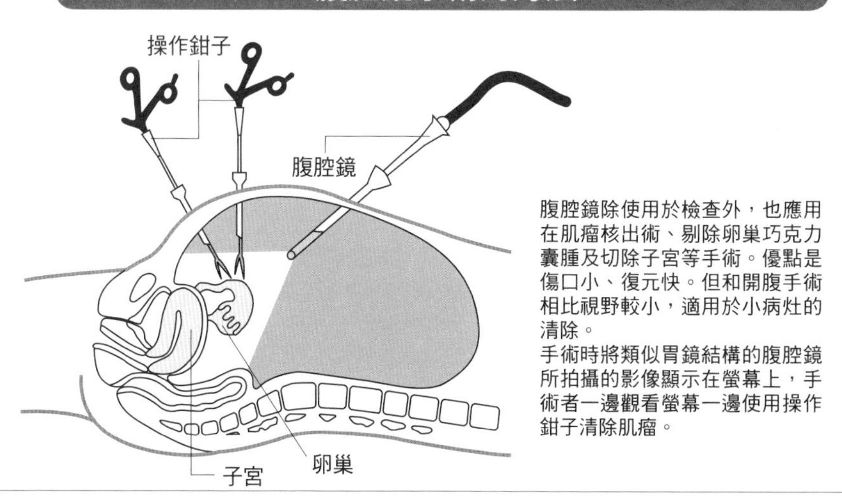

腹腔鏡除使用於檢查外，也應用在肌瘤核出術、剔除卵巢巧克力囊腫及切除子宮等手術。優點是傷口小、復元快。但和開腹手術相比視野較小，適用於小病灶的清除。
手術時將類似胃鏡結構的腹腔鏡所拍攝的影像顯示在螢幕上，手術者一邊觀看螢幕一邊使用操作鉗子清除肌瘤。

●腹腔鏡手術在腹部開洞的位置

進行腹腔鏡手術時，最多會在四個地方開洞，而將機器從這些洞放進體內操作。

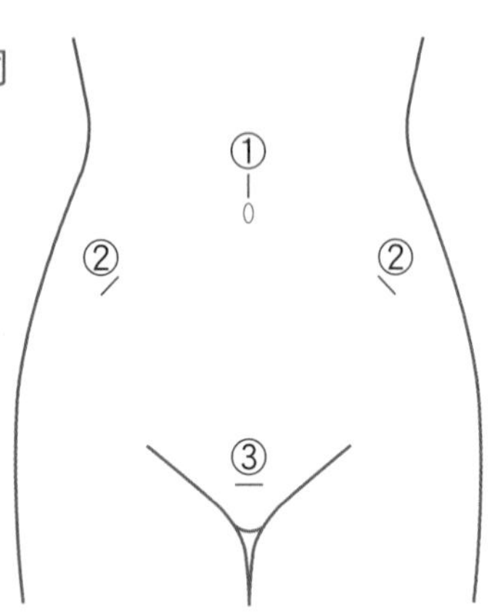

●腹式手術的腹部切法

切開腹部的手術有橫切及縱切，有時亦能由接受手術者自行選擇。但有時因子宮的大小及沾黏程度等原因，為了擴大手術時的視野，非得縱切不可。

橫切的傷口不明顯，所以選擇的人較多。但如果考量未來可能因生產等而再度剖腹，則縱切比較好。理由是橫切時因為剝離的肌膜面積大，會與位於其下方的肌肉產生沾黏，當第二次手術要切開相同的位置時，將變得不易剝離，增加手術上的困難。若非不得已而改成縱切，則兩次傷口加起來就成了十字狀。反觀縱切，因肌膜和肌肉沾黏部分少，比較容易剝離。

橫切

縱切
（當病灶大時，有時會切至肚臍上方）

●手術切除的部位

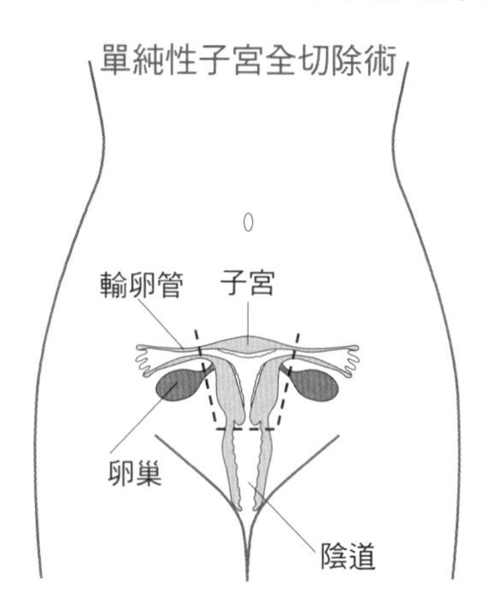

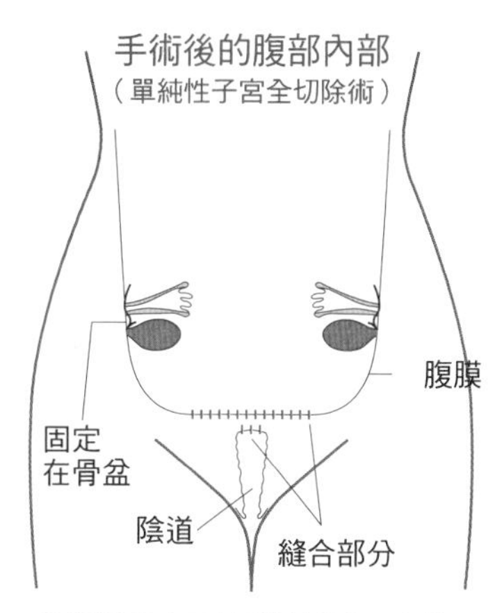

腹膜斷面以可溶解的線縫合，卵巢及輸卵管之切斷部分也以可溶解的線結紮，然後固定在骨盆的兩側。拿掉子宮後留下的空位，由腸來占滿。

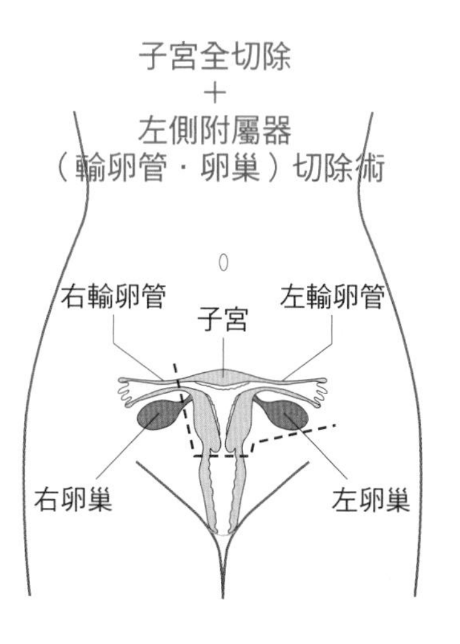

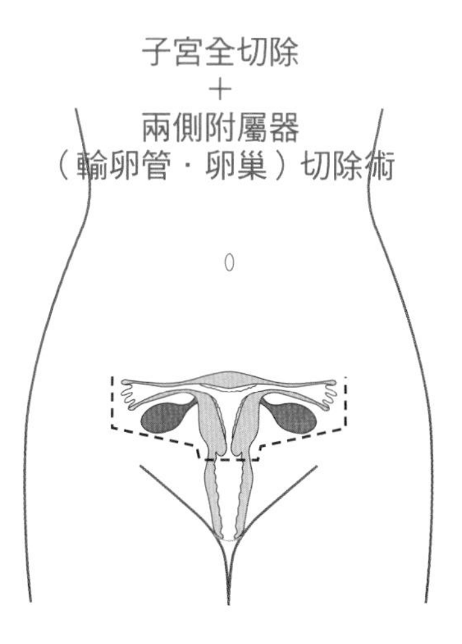

關於子宮內膜異位症的治療

只要卵巢的功能還在就難以根治，這是子宮內膜異位症治療上的特徵。若不切除卵巢，就有可能復發或回到治療前的狀態。但不少患者希望懷孕，加上不少是年輕人，所以使用保留卵巢功能的保存性療法者也在增加中。

配合生活型態選擇治療方法

在子宮內膜異位症的治療上，卵巢的處理是一大重點。

當卵巢中有內膜異位症病變的巧克力囊腫時，手術分成只剔除病變部分的內膜組織，以及切除卵巢兩種。卵巢有兩個，若僅單邊病變，可以只摘掉一個，再持續以藥物療法治療。

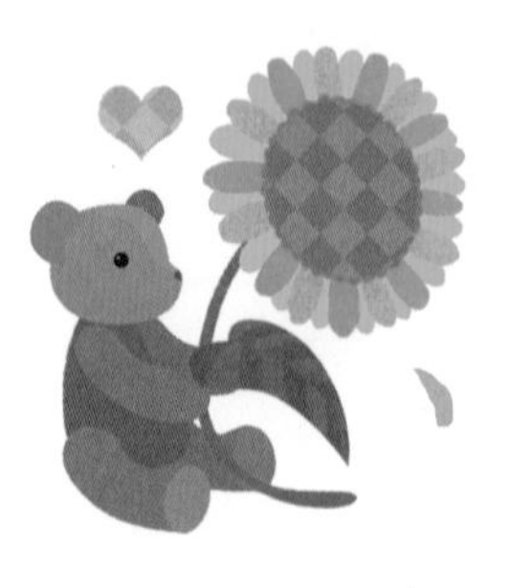

●追蹤療法	經診斷，若無症狀就採取追蹤觀察
●對症療法	使用中藥緩解症狀→藥物療法 使用鎮痛劑緩和疼痛→藥物療法 使用鐵劑改善貧血→藥物療法 針灸、芳香療法、氣功等
●其他藥物療法	
① 假停經療法 GnRH拮抗劑 Danazol	●緩和經痛及下腹痛、阻止或緩和疾病進行為目的。 ●以縮小病灶為目的、在手術前使用。 ※術前的投藥，對改善貧血及有沾黏者有效。但考慮其副作用，能享其好處者有限。
② 低劑量避孕藥	當成治療子宮內膜異位症的藥物，近來已納入保險。效果可期待同於假停經療法。因副作用少，加上無使用期間的限制，國外採用的人很多。三十五歲以上的抽菸者不適用。另有血栓的風險，故中年以後也不適用。
③ dienogest （黃體製劑）療法	最新的治療藥。黃體荷爾蒙有抑制、萎縮內膜異位症細胞的作用。其效果與假停經療法不相上下。因雌激素仍持續分泌，不會有更年期障礙及骨質疏鬆的副作用，故幾乎適用所有的患者。
●手術療法	分成保留子宮及卵巢的保存性手術及全切除的根治手術。有腹式、經陰道及腹腔鏡等手術。
① 保存性手術	腹膜病灶的燒灼、巧克力囊腫的剔除、沾黏剝離等。
② 根治手術	卵巢・子宮全切除術（有時會留下健康的卵巢，進行準根治手術）。

只剩單邊的卵巢，仍舊可以發揮功能，正常分泌荷爾蒙。每月排卵，也能懷孕。

如果以根治為目的，則會摘除兩邊的卵巢及子宮。因為已經切除產生內膜異位症的源頭，當然能完全根治。只不過女性荷爾蒙將停止分泌，出現更年期症狀。

選擇治療方法時，最重要的莫過於是否仍希望懷孕。只不過，醫生原本建議手術療法，卻為了想要懷孕而選擇對症療法，這麼做會留下問題，原因在於子宮內膜異位症亦可能引起不孕。

若為嚴重的子宮內膜異位症，根治手術應該是最好的選擇。對不希望懷孕、已經有小孩或完全不打算生孩子的人，建議接受根治手術。

子宮內膜異位症的治療有時會與不孕治療合併處理。不切除子宮的腹腔鏡手術，可以剝離子宮沾黏，使輸卵管及輸卵管繖部正常運作。另外，剔除掉被視為不孕原因的內膜異位症病灶，也對懷孕有幫助。

子宮內膜異位症的對症療法——藥劑的種類

使用鎮痛劑及中藥來緩和不適症狀的方法。

雖然沒有治療疾病的效果，但因副作用少，患者比較能安心接受。鎮痛劑的副作用在於可能引起腸胃不適。所幸只在出現疼痛時才頓服，而非持續服用，不需要過度擔心。如果服藥後有胃痛情形，可請示醫生。

①鎮痛劑

經診斷為子宮內膜異位症，而會感到強烈疼痛，癥結在內膜組織會分泌許多引起疼痛的前列腺素。

減緩這類疼痛的藥劑是非類固醇類的抗炎藥，最常使用的是Diclofenac sodium sodium及Loxoprofen Sodium。

市售的鎮痛劑種類繁多，因顧慮其副作用，效果稍弱於醫院開立的處方藥。

使用鎮痛劑後若覺得腸胃不適，最好請示一下醫生。如果胃腸不好或介意副作用，可事先告訴醫生，要求開立較不傷腸胃的鎮痛劑。

②中藥

女性朋友常服用中藥來調理體質、緩和疼痛等不適症狀。中藥的特徵是必須依每個人的體質開立處方，同時並斟酌有無疲倦、感冒等當下的身體狀況及精神狀態等因素，來調整處方。

治療子宮內膜異位症的代表性中藥有芍藥甘草湯、桂枝茯苓丸、當歸芍藥散及桃核承氣湯等。

配合身體狀況開立的中藥，效果很好，但也有連續服用兩週仍未見效的案例。最遲約三個月可看到變化。

使用中藥，以有體力及精神為前提。

・芍藥甘草湯：嚴重疼痛時。

・桂枝茯苓丸：有體力者。
除經痛外，對肩膀僵硬、發冷、頭痛及焦躁等有效。

・當歸芍藥散：體質虛弱者。
除經痛外，對肩膀僵硬、發冷及疲勞等有效。

・桃核承氣湯：體力充沛、體格較好者。
除經痛外，便祕、手腳冰冷、頭痛及血氣上升等有效。

③其他鎮痛及穩定精神的藥物

抗憂鬱及抗焦慮等藥物，用於抑制經痛等疼痛以外的不適症狀。有時也用來緩解經前的情緒低落及焦躁（經前症候群）。

子宮內膜異位症的藥物療法——荷爾蒙療法

子宮內膜異位症隨著每次的月經進展，一旦停經，月經不來後，病灶就會萎縮變小。在懷孕、生產、哺乳等月經暫停期間，症狀及進展速度也可獲得控制。荷爾蒙療法就是利用這一點，控制荷爾蒙的平衡，以人為方式來抑制內膜組織的增殖。

假停經療法使用的是稱為GnRH拮抗劑的荷爾蒙劑（注射及噴鼻劑）。藥物在腦下垂體產生作用，能抑制促性腺激素荷爾蒙的分泌，以降低雌激素來抑制子宮內膜的增殖。其作用雖強、效果好，但副作用也大。使用本藥物會變成停經狀態，出現抑鬱、氣血上升、焦躁等與更年期相同的症狀，故必須多注意。此外還會有骨鹽量減少的情形，原則上不要長期使用。

荷爾蒙療法的中劑量及低劑量避孕藥，含有許多黃體荷爾蒙，已知有助於治療子宮內膜異位症，已納入保險給付範圍。方法有兩種，一為每月仍然來月經的方法，一為連續服用數個月，使月經不來的假懷孕療法。

副作用是血栓。有血栓性靜脈炎與高血壓的人，以及三十五歲以上的抽菸者不適用。

新的荷爾蒙療法是dienogest（黃體製劑）療法。黃體荷爾蒙可壓抑雌激素作用，而抑制子宮內膜異位症細胞的增殖。其效果與假停經療法不相上下，且因雌激素並未停止分泌，所以不會出現更年期障礙及骨質疏鬆等副作用。月經雖然停止，但會有不正常出血。

Danazol（飲劑）是合成的類固醇藥劑，能直接對子宮內膜異位症細胞發生作用，使之萎縮。使用四個月，有約七成以上的人症狀獲得改善。其副作用是體重增加、肝功能障礙及血栓症等，必須注意。

子宮內膜異位症的手術療法

子宮內膜異位症的手術有切除、燒灼、凝固病灶、剝離沾黏的保存性療法，以及切除卵巢及子宮的根治療法。

保存性療法又有腹腔鏡手術及開腹手術之分。使用腹腔鏡的手術，首先是進行檢查，確認內膜異位症的狀態後，有時直接移至手術階段。手術者一邊觀看利用類似胃鏡的腹腔鏡所拍攝的畫面，一邊使用操作鉗子進行手術。應用範圍從剔除卵巢巧克力囊腫到切除子宮。

另外還有保留部分卵巢的準根治療法。至於根治療法則是切除子宮及兩邊的卵巢。

＜保存性手術＞

腹腔鏡手術．開腹手術

開腹，剝離沾黏、剔除巧克力囊腫、燒灼腹膜的病變等。
腹腔鏡手術的優點是傷口小，術後恢復快。但和開腹手術相比，視野較小，較適合剔除小病灶。

＜準根治手術＞

開腹手術

開腹後，留下判定是健康的卵巢。保留分泌荷爾蒙及懷孕的功能，如病灶剔除乾淨即不會再復發。不過，直到停經為止都不再復發，才稱得上是根治。

〈根治手術〉

腹腔鏡手術．開腹手術

切除子宮及兩邊的卵巢，此手術適用於以保存性治療無效，或不打算懷孕的人（參閱 P.105 的「手術切除的部位」）。有使用腹腔鏡或切開腹部的方法。沾黏若嚴重，有時無法使用腹腔鏡手術。

雖然百分之百不會復發或再犯，但是以人為方式造成的停經狀態，視年紀高低，有時需要補充荷爾蒙的治療。

●腹腔鏡手術及開腹手術

	腹腔鏡手術	開腹手術
優點	傷口小 術後復元快 術後不易產生沾黏 術後疼痛少 住院期間短	手術容易 手術時間短於腹腔鏡手術 幾乎不受醫療設施的限制 安全確實的手術 可因應任何案例
缺點	手術時間長 手術中可能視需要改成開腹手術 不是任何醫療機構都可以做到 高難度的手術，考驗醫生技術 有些案例不適用	傷口大 術後疼痛劇烈 住院時間長於腹腔鏡手術

●腹腔鏡手術的切腹方式

以肚臍為中心切開 3 至 5 個切口，從肚臍的切口放入腹腔鏡，再從其他切口放入鉗子或手術刀及送水吸水用管子等進行手術。

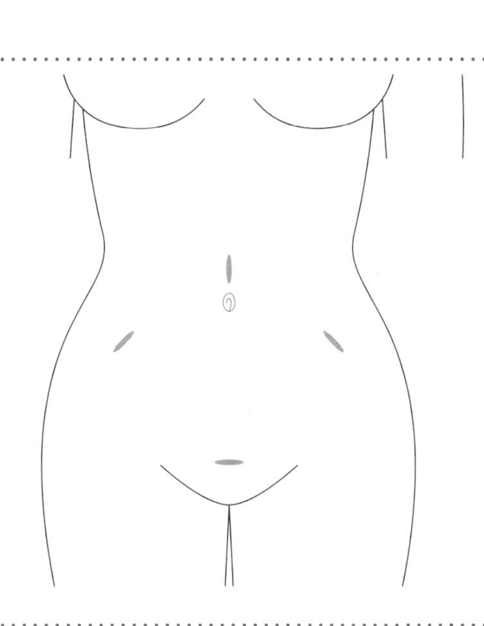

●開腹手術的切腹方式

〔縱切〕 傷口通常稍小於橫切。最大有時切到肚臍的上方。可對應剖腹產。

〔橫切〕 優點是將傷口隱藏於恥毛中，不會太明顯。

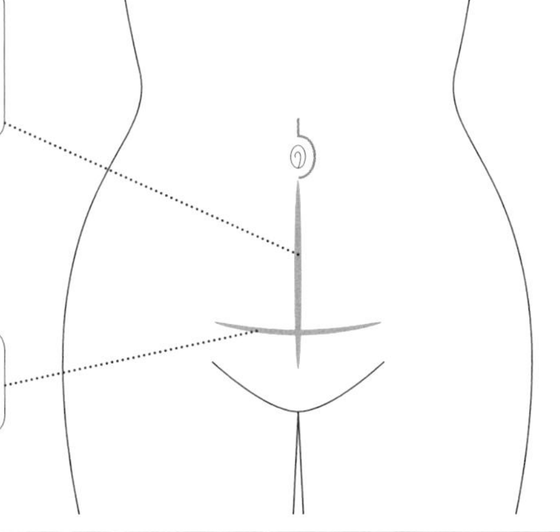

認識最新的治療方法

子宮動脈栓塞術（UAE）

子宮動脈栓塞術是子宮肌瘤的最新治療方法。以栓塞物質將連接子宮肌瘤的動脈塞住，阻止氧氣及營養通過，而使肌瘤變小，是個不會造成太大傷口又能保留子宮的手術。子宮因為氧氣及營養無法送達，雖隨人而有不同，但三個月後肌瘤約可縮小至百分之五十，半年至一年縮至百分之三十。應可改善經血過多及貧血，但也有效果不佳、必須改變治療方法的例外。

此手術是使用局部麻醉或硬膜外麻醉，在近大腿的胯下處切開約五公分大的切口，將血管導管插入子宮動脈，注入凝膠等塞住動脈。邊看X光透視影像畫面，邊插入導管，凝膠約經一個月即會被身體吸收。子宮動脈左右各有一條，兩邊都要插入。

手術約需三十分鐘，拔掉導管後，為預防出血請保持安靜。

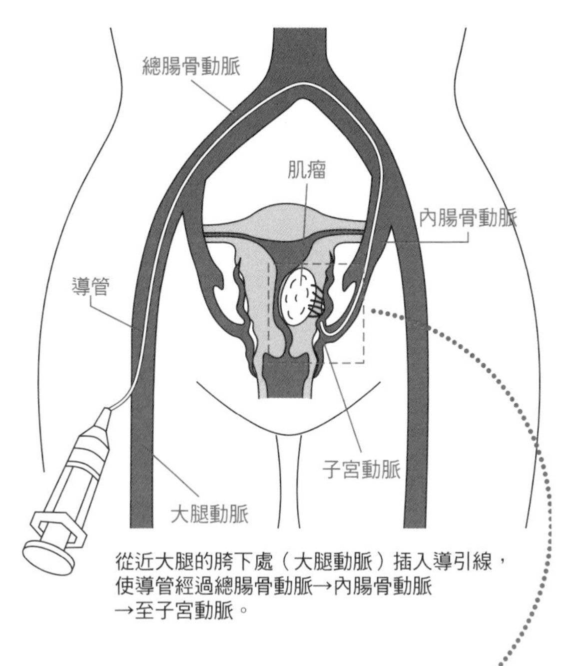

從近大腿的胯下處（大腿動脈）插入導引線，使導管經過總腸骨動脈→內腸骨動脈→至子宮動脈。

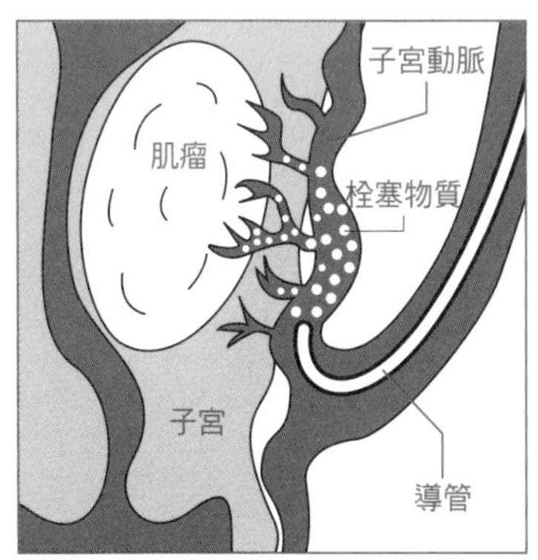

導管經由子宮動脈移動至有子宮肌瘤的位置，注入栓塞物質。

●適用案例

- ●肌瘤造成的經血過多及月經困難
- ●不希望懷孕
- ●現在未懷孕
- ●子宮癌檢查為陰性
- ●處於停經前

手術後因子宮收縮，出現如經痛般的下腹痛。疼痛約持續六至十二小時，手術患者都會有此狀況。治療後約數天到一週左右，會有噁心、頭痛、發燒、全身倦怠及食欲不振等症狀。

子宮動脈栓塞術並不會讓肌瘤消失，如果是大顆肌瘤，縮小的效果也有限。

聚焦超音波治療（FUS）

不切開腹部而能保留子宮的方法。先以MRI進行患部攝影，再聚集超音波能量，燒灼組織。所需時間視肌瘤大小而異，大約要三至四小時，大顆肌瘤則要花更多時間。但因為設備昂貴，目前只有少數醫院提供這項手術。

術後會有輕微的腹痛及噁心，也有皮膚灼傷的罕見案例。

以超音波燒灼的肌瘤，因壞死而被組織吸收。肌瘤雖無法全部消失，但可改善疼痛及出血的症狀。

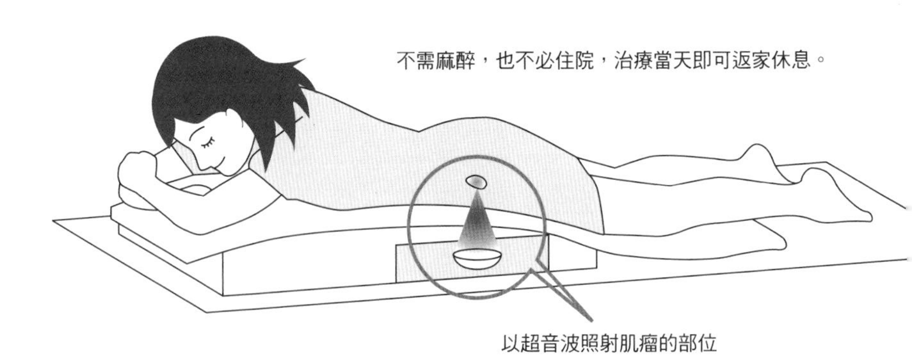

●適用案例

●位於子宮前壁的肌瘤
●無開腹手術紀錄
●肌瘤太大者不適用

住院時間至多兩天一夜，隔天開始即可恢復一般生活。但因篩選條件嚴格，適合者並不多。

微波子宮內腔燒灼術（MEA）

（註：MEA為Microwave Endometrial Ablation的縮寫，為微波子宮內膜去除術或消融術）

以微波（微波爐等使用的微波）燒灼子宮內膜的方法。不論原因為何，可改善經血過多症狀，有百分之五十的人變成沒有月經，希望懷孕的人不能使用。無法治療子宮肌瘤及子宮肌腺症，但對疼痛有效。施行設備頗受限制。

住院到出院的流程

子宮肌瘤手術住院時間的長短，依接受的手術而異。即使是相同的手術，也因醫院而有所不同。時間最長的是開腹手術。從八天到二週不等，若無重大合併症，即可出院。返家後不一定要躺著，最好自行處理身邊的簡單事務。手術結束後，醫生會出示摘除的肌瘤組織給家人及保證人過目，並進行術後說明。若自己也想親眼目睹，可事先告訴醫生。

手術後，醫院會提供指導，以盡早下床走路，避免罹患下肢靜脈血栓症。血液循環良好，可防止血栓塞住肺部的血管。預防下肢靜脈血栓症的另一個方法是間歇性充氣加壓治療（Intermittent pneumatic compression, IPC）。將下肢用布纏住，然後打入空氣按摩。血栓症因經濟艙症候群而揚名，也是接受骨盆腔內手術者容易出現的症狀。

抽菸者可能止不住痰及咳嗽，使用吸入器會比較舒服。另外，接受硬膜外麻醉者在術後約四十八小時可止住疼痛，亦能夠步行到廁所。感到強烈不安時，可使用鎮痛劑、安眠藥及安定劑等。

手術後二至三天會打點滴，目的在補充營養及預防脫水，有時還會添加抗生素等治療上的必要藥物。

自手術隔天開始進食。先從流質開始，三至四天後即恢復一般飲食。排便也要盡早恢復正常，有便祕的人可使用瀉劑。腹部的切口，有的用線縫合，有的用像釘書針的釘子鈎住。很多都不必拆線，至於釘子，橫切約數天後可拆下，縱切的亦大致相同。腹部留有釘子，一樣可以沖洗身體、頭髮。

出院後二至三週開始回診追蹤觀察。請自行檢查有無出血、發燒、傷口泛紅、排尿或排便疼痛等身體上的變化，以便告訴醫生。接受卵巢手術的人，最好做好測量基礎體溫的紀錄。復元狀況因人而異，一般經過一至二個月，傷口仍會抽痛或微微痛。但三個月後，應該就會忘了手術一事，恢復健康。

●住院日程（範例）

2 腹腔鏡手術

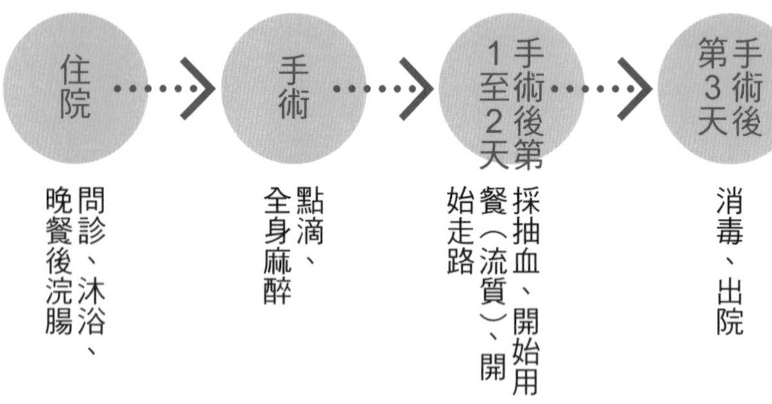

子宮鏡手術

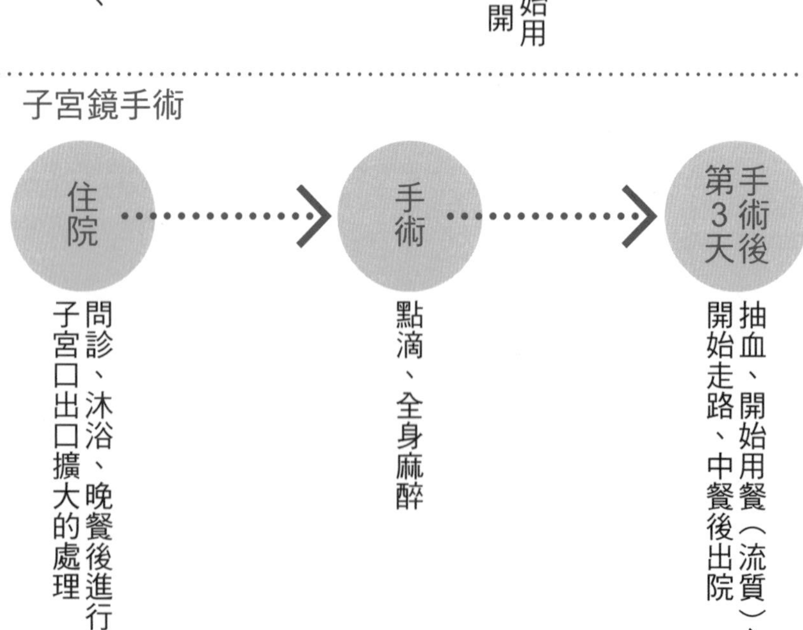

手術後如何生活比較好？

開腹手術後約一個月可回到職場。即使復元狀況很好，建議仍不宜太早回到工作崗位。因為也許傷口看似已癒合，但身體內部很可能並未完全康復。

使用內視鏡的手術及子宮動脈栓塞術，因為與開腹手術相比，對身體的傷害較少，可以較早出院。有人一至二週就能回到職場。

不過，也有人術後復元速度慢，持續出血及發燒。雖然說不必在家裡躺著，但對某些人來說，還是需要靜養。也有治療後未痊癒即回到職場而又被迫住院的案例，實不宜過分勉強，還是要多多照顧好自己的身體。

關於避孕藥及中藥

低劑量避孕藥運用在治療子宮內膜異位症上的效果已被認可。二〇〇八年起納入日本保險給付。另一方面，對於子宮肌瘤雖無效，但可用來減輕經血過多及經痛，而使用於對症療法，只是保險並不給付。

所謂假懷孕療法，是連續服用避孕藥（中劑量及低劑量）數個月，來讓月經停止，為子宮內膜異位症的治療方法之一。從價格來看，低劑量避孕藥比假停經療法的GnRH拮抗劑便宜。

GnRH拮抗劑會引起骨鹽量減少，但避孕藥無此副作用，可長期使用。只是被認為會略微提高血栓症及乳癌的風險，加上可能出現不正常出血、噁心及情緒不穩定等症狀，因此，使用荷爾蒙劑時，請事先請教醫生。

中藥可有效清除肌瘤及內膜異位的瘀血症狀。中藥是用於改善經血過多及經痛等症狀，屬於對症療法，實際上並不能使肌瘤縮小或改善內膜異位症。

中藥的特徵是需要依每個人的身體狀況及體質開立不同處方，且有些並無即效性，最好是請示中醫師後再使用。

子宮肌瘤・子宮內膜異位症的類似疾病

子宮肌腺症是類似子宮肌瘤及內膜異位症的疾病，是子宮內膜侵入子宮肌肉層，好發於四十至五十歲之間，據猜測，接近停經的女性中約有百分之十五至百分之二十患有肌腺症。肌腺症很多都是在做子宮全切除術後才真正被斷定。子宮肌瘤患者併發此症的機率是百分之五十至百分之七十，內膜異位症是百分之七十。

此症不是子宮長出瘤狀的腫塊，而是子宮壁部分或全部變厚。有報告指出，其自然流產率偏多，習慣性流產的機率也高。症狀為月經困難、經血過多、性交疼痛、不正常出血等，且容易貧血。有時也會出現膀胱及直腸的壓迫症狀。此症要透過經陰道超音波斷層法及MRI等影像診斷法發現，再加上血液檢查等來斷定。治療方法類似肌瘤及內膜異位症，有荷爾蒙療法及手術療法等。

最近發售的添加黃體素避孕環（保險不給付），對經血過多及經痛有效，且裝後五年內有效。在肌腺症的部分切除手術中，很多都無法將病灶剔除乾淨，手術後懷孕導致子宮破裂情形也多於子宮肌瘤核出術。若考慮根治，唯有切除子宮。

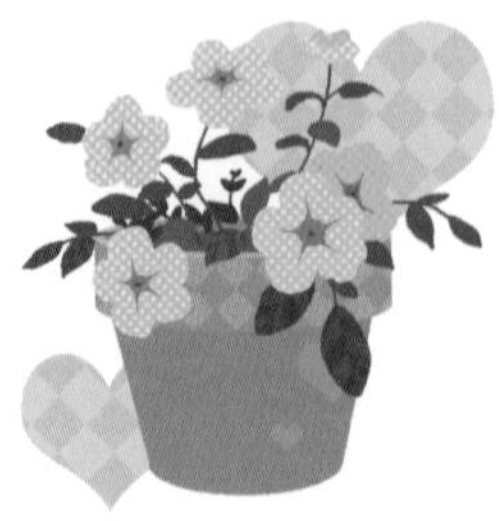

第2章

•應用篇•

如何與子宮肌瘤・子宮內膜異位症共處

子宮肌瘤・內膜異位症治療法的選擇——有症狀時

是否希望懷孕成為選擇治療方法的關鍵。由於並不是致命的疾病，雖有經痛，但還沒到無法忍耐的地步，因此許多人對治療抱持消極態度，這也是不爭的事實。只不過，不適症狀若持續不斷，有時手術是比較好的做法。

請思考以下列出的有症狀及無症狀的肌瘤及內膜異位症案例。

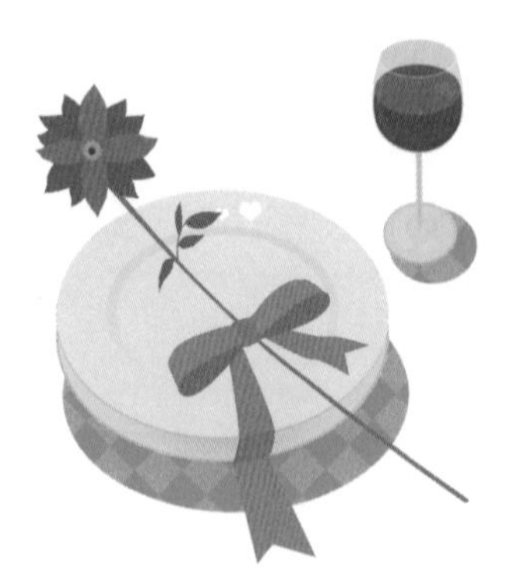

子宮肌瘤・子宮內膜異位症——有症狀時

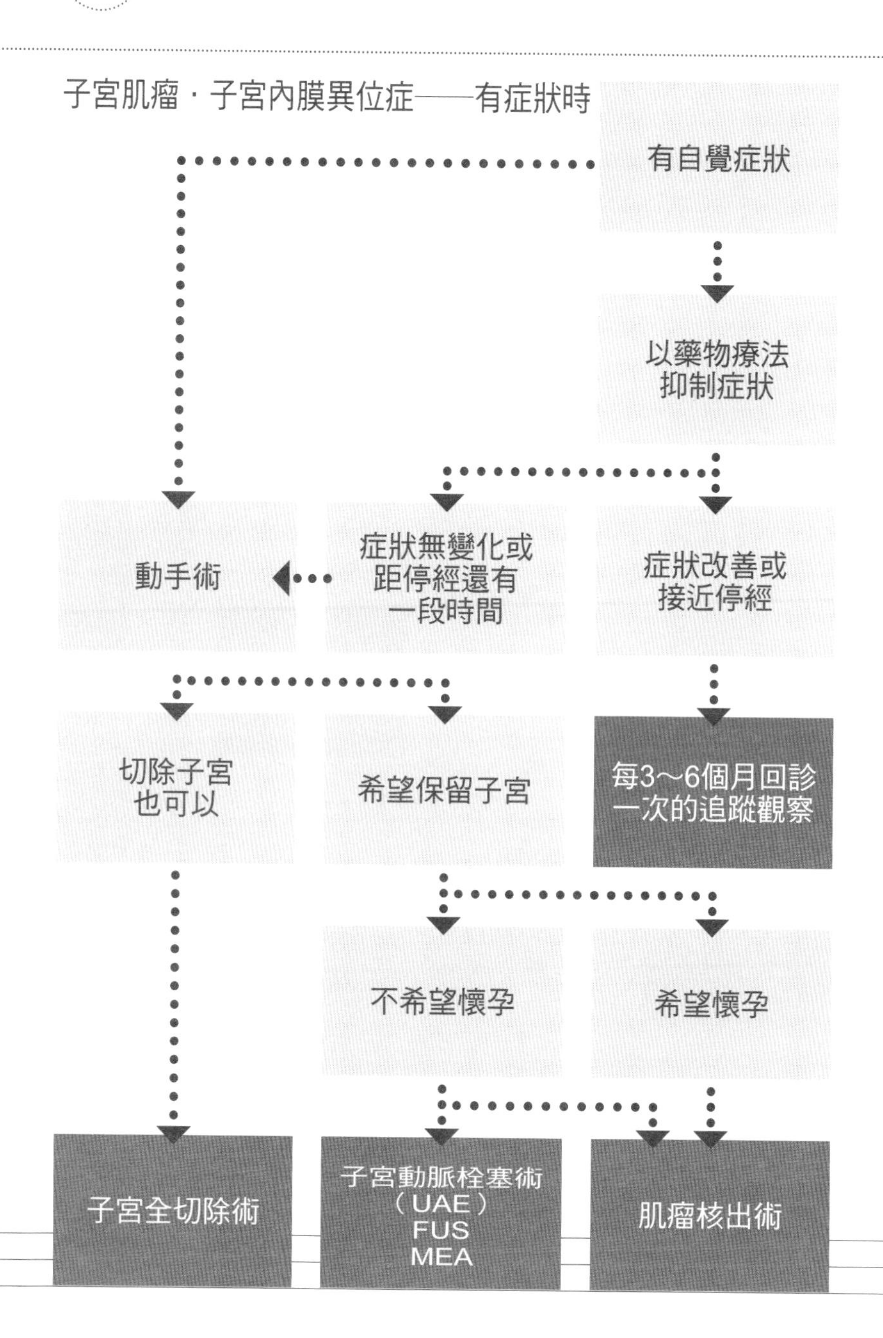

子宮肌瘤治療法的選擇——無症狀時

當子宮肌瘤成為不孕的原因時，就有必要檢討是否要採用核出術。

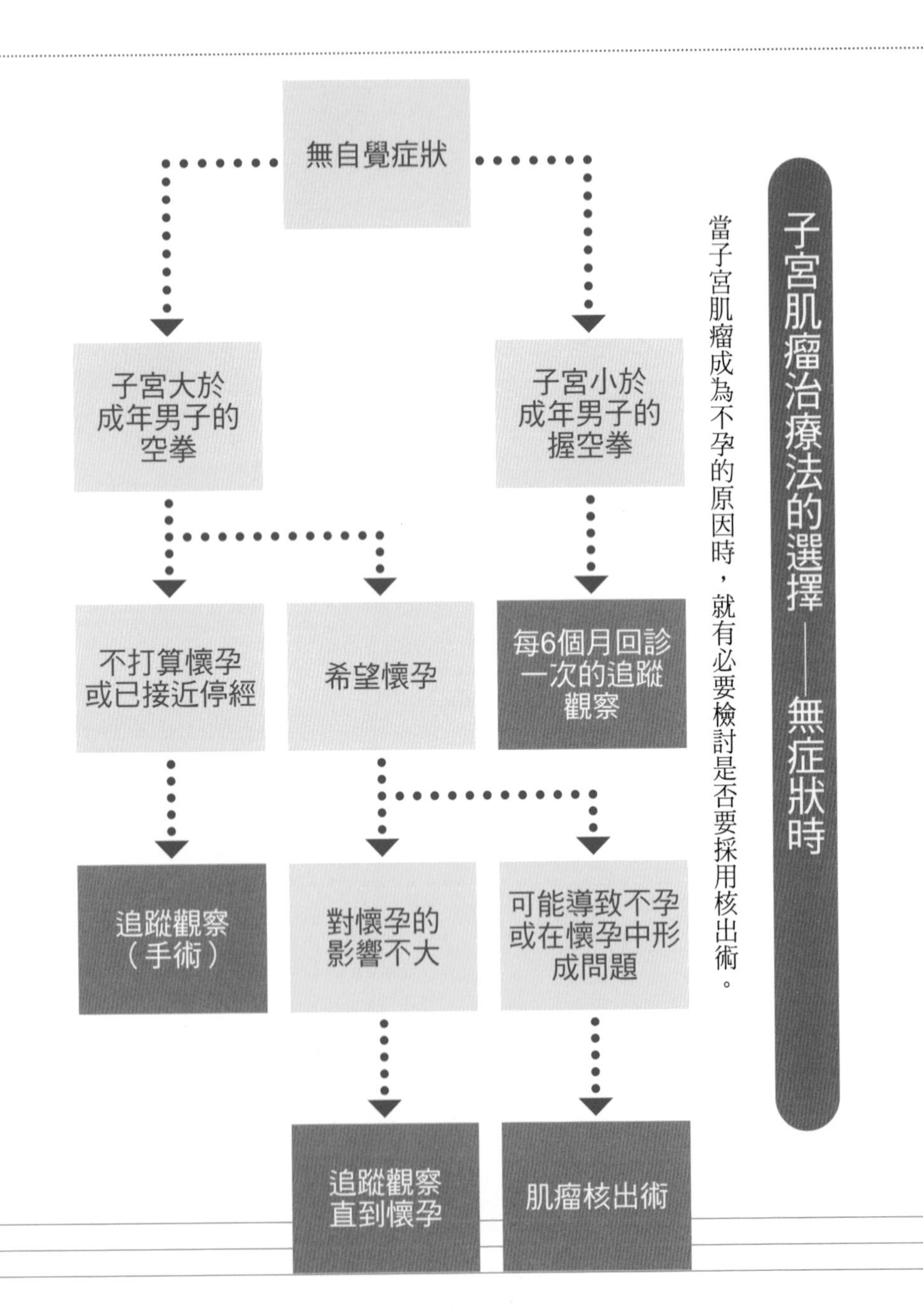

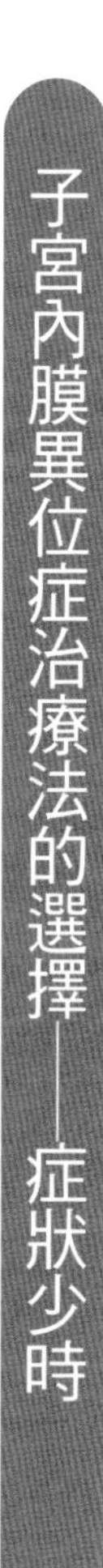

子宮內膜異症的症狀少時，基本上採取追蹤觀察的方式。

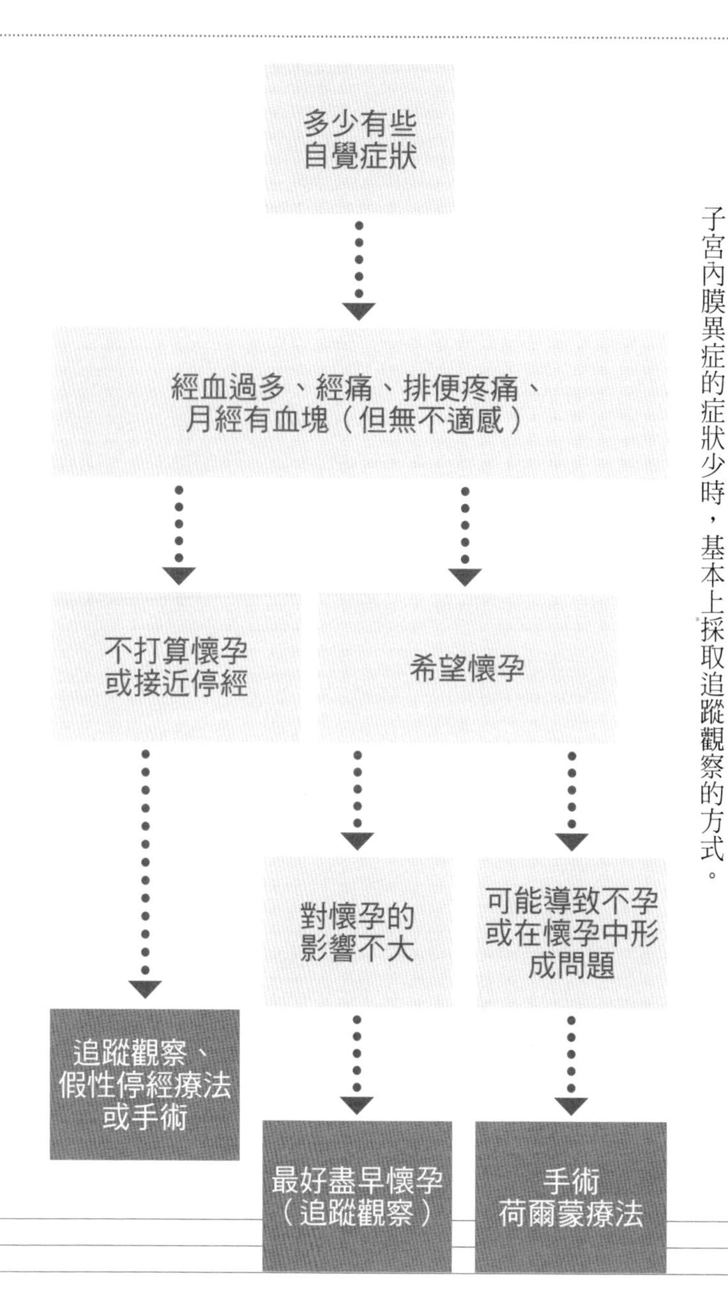

經診斷為子宮肌瘤時

子宮肌瘤是指在子宮的肌肉長出瘤狀硬塊，屬於良性腫瘤，並非癌症。既是良性腫瘤，如果不是太大顆，只要持續追蹤觀察，對日常生活並無影響。若沒有自覺症狀，很多人都不必動手術。

子宮肌瘤是婦科疾病中最為常見的，並已成為現代社會普遍的代表性疾病。就算被診斷出患有子宮肌瘤，也不必擔心，只要接受專業醫生診察，選擇適當的治療方法即可。

若經由健康檢查而發現子宮肌瘤，首先要透過超音波檢查及MRI檢查等，來瞭解肌瘤的類型。而判別究竟是子宮肌瘤還是類似的疾病也很重要。肌瘤的治療方法，因其大小、數量及位置而有所不同。應該確實接受診斷，再來決定自己可以認同的治療方法。

由於子宮肌瘤會妨礙受精卵的移動及著床，因而可能導致不孕。若一心想懷孕，卻始終未能如願的人，最好到婦科去檢查看看。子宮疾病經過治療，就有可能懷孕。

經血過多及貧血等子宮肌瘤的症狀，是慢慢在進行中。停經前，肌瘤都可能繼續生長變大。當肌瘤變大，不快的事也會跟著變多，請盡早接受適當的治療。子宮肌瘤極少會轉成惡性，不過為了預防萬一，儘量建議將大顆肌瘤切除掉。總之，早期發現、定期檢診是最重要的。

經診斷為子宮內膜異位症時

子宮內膜異位症是指原本應該長在子宮內腔的內膜組織，跑到子宮內壁以外的地方增殖，並受荷爾蒙的作用而引起出血及發炎的疾病。

容易形成病灶的是卵巢內部即所謂「巧克力囊腫」。其他好發部位為腸子、子宮及卵巢等臟器表面，月經時成為出血點而臟器彼此產生沾黏。

症狀除下腹痛，還有性交疼痛及不孕等，據日本資料統計，成年女性每十人就有一人罹患子宮內膜異位症。

儘管子宮內膜異位症不是致命性疾病，但放著不管也不會自然痊癒。

保留子宮和卵巢的荷爾蒙療法是其治療方法之一，但因為是與女性荷爾蒙有關的疾病，只要卵巢仍有作用就無法根治。換句話說，除非手術切除卵巢及子宮，否則就要有當成慢性病，長期與之共處的心理準備。

常有人以為只要將疾病交給醫生處理就行了，其實更重要的是本人與自己的身體的相處。就如同思考人生的課題一般，對於自己的身體也必須積極面對處理。

子宮疾病不僅會影響懷孕及生產，日常生活及工作亦將受到牽連。因此與伴侶及家人的關係也不能不列入考慮。到底是要接受手術還是追蹤觀察，需要充分評估各種因素後再做決定。

不論選擇什麼樣的治療，希望由自己來選擇，做出自己能認同的決斷。

就診前應該要先知道的事

總覺得身體不舒服，心裡懷疑可能是子宮內膜異位症或子宮肌瘤時，首先要瞭解自己身體的日常狀況，這點很重要。

因為診察及開立藥方的需要，在就診時，對於月經狀態、有無過敏、生活環境及家人狀況等問題，要能夠清楚明確的回答。

對於疾病的症狀，例如「何時開始」、「發生頻率」、「有什麼症狀」等，最好也事先做好可具體陳述的心理準備。

另外，也請做好接受內診的準備。裙裝可能會比褲裝來得方便。就診之前先上廁所，以避免膀胱堆積尿液。內診時可能會出血，最好帶著衛生棉。醫院通常也會準備，就算忘了也不必過於擔心。

- 目前煩惱中的症狀（期間、頻率、程度、狀態等）
- 分泌物的狀態
- 月經週期和月經期間
- 初經年齡
- 最後一次月經的開始日、持續期間及經血量
- 有無生產、流產或墮胎的經驗（是否為剖腹）
- 之前生過什麼病
- 接受子宮癌檢查的時間和結果
- 服用中的藥物
- 有無過敏（異位性皮膚炎、氣喘及花粉症等）
- 有無過敏的藥物或食物
- 家族有無此疾病（目前生病中）
- 身體虛弱，生病
- 有無性經驗
- 未婚或已婚

月經期間也可就診

有人誤以為月經期間無法就診，其實是可以的。對於疼痛也會給予適當的處理。

月經期間就診，如有必要仍可接受內診，但此時無法做子宮內膜異位症的診斷，必須改日再做。

若有抗拒感，可清楚告訴醫生「因月經來，不想內診」。出現難受症狀而正在服用鎮痛劑等期間，先服藥後再就診也沒問題。

要確定是不是子宮肌瘤或子宮內膜異位症，除內診外，還需要接受其他各項診察與檢查。一定要做的有問診、內診、經陰道超音波檢查這三項。另外再視需要接受血液檢查、細胞檢查、MRI檢查、子宮輸卵管造影檢查等。

不論是子宮肌瘤或內膜異位症，其引起的症狀可能造成生活上的困擾。但它無緊急進行手術之需要，也不會致命，是一種很常見之病症。即使診斷確認，也不必驚慌，只要選擇適合自己的治療方法就好了。

解除精神上的痛苦

若能將罹患子宮疾病的難過、痛苦、關於手術的煩惱等精神上的問題，向有相同體驗、相同煩惱的人訴說，既可幫助做成決定，心靈也能得到慰藉。

醫學上的問題可請教醫生或閱讀相關書籍而得到瞭解，但對情緒上的問題，到和病友組成的自助團體聊聊天，或聽聽病友們的說法可能是最好的辦法。多聽些其他病友有何煩惱、有何想法，又是如何去作決定等，心情應該就會變得比較輕鬆。

子宮疾病有時不易取得職場及家人的理解，可能是沒有可以商量的對象所致。雖然確診後不需立即動手術，可先追蹤觀察，但症狀一旦惡化，仍須考慮手術治療。

不知該動手術還是追蹤觀察而舉棋不定的人，有不少人是在傾聽有一樣煩惱的人的談話當中，情緒得到整理，而終於選定好治療的方式。如果想多聽聽幾個人的想法，病友團體是最好的管道。自己想要怎麼做、哪一種方法對自己的身體最好等，提出來討論，作為自己選定治療方法前的準備。

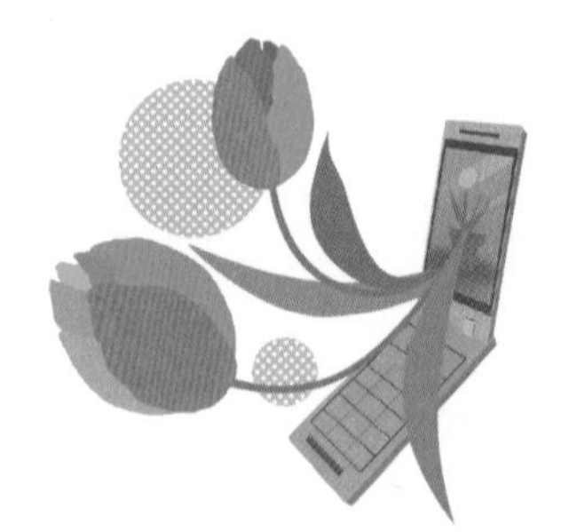

治療方法隨年齡而異

子宮疾病的治療方法依患者的年齡而有所不同。

針對子宮肌瘤及子宮內膜異位症，該不該動手術的判斷基準有：有無嚴重之經血過多、經痛等自覺症狀、距停經的年數、是否希望懷孕等，進行綜合性之考量後，再決定是否要動手術。

病灶雖小，但有足以妨礙到日常生活的症狀，即使年紀輕還是進行手術比較好。若無自覺症狀，則可選擇不動手術而採追蹤觀察。最重要的是衡量自己的身體和年齡，經過充分商議後再做決定。

雖無自覺症狀，亦會有貧血逐漸惡化、子宮變大到壓迫周圍臟器等狀況。子宮肌瘤即使增大也不會破裂，但卵巢有時可能破裂或根蒂部扭轉而需要緊急手術。若希望保留子宮或卵巢，一定要定期檢診。

邁入四十歲，已經不打算懷孕的人，應該多會選擇子宮全切除手術。子宮摘除後，症狀也跟著消失。既然不再出血，就可從經血過多導致的貧血或經痛中得到解脫。

手術後數個月，身體會完全康復，食欲也會大增。因為不會再沾污衣服或坐椅，可以好好規劃旅遊計畫，不必擔心懷孕的享受性愛，也不會罹患子宮癌等等，優點不少。請和伴侶好好商量，就子宮全切除的選擇取得共識，這點很重要。對於摘除器官心中覺得不安時，不妨往好的方面想（正向思考），如此應該即能解決。

在停經前切除卵巢，有人會迅速出現更年期症狀。此時可與醫生商量是否要使用荷爾蒙療法。至於子宮，因與荷爾蒙分泌無關，摘除後不會有這樣的問題。

如何向身旁的人說明生病一事

很多人煩惱著不知該如何向身旁的人說明這個疾病。不論是在職場或家庭，要解釋婦科疾病都不是件輕鬆的事。尤其是即將結婚的人，更會猶豫要怎麼對另一半開口詳述自己的身體狀況。

特別是在職場上，因攸關隱私，究竟要說明到什麼程度，是一大難題。因為不適症狀而遲到或缺勤，有可能會被人誤解是藉故怠職。此外，男性多的工作場合，也較難啟齒。

然而，有時反而男性容易理解，因為女性本身也知道月經不適感，而有可能說出如：「我也有生理痛，但可沒因此就請假不上班。」等誤會、傷害對方的話。此時，請冷靜向對方說明病情。

向家人及伴侶的說明，請在自己選定哪一種治療方法之後，除了說明病情外，也表示希望得到他們精神上的支持。

進行婦科疾病的治療，需要伴侶的理解，為了維持長久良好的關係，讓對方也擁有正確知識是很重要的。

被告知要追蹤觀察時

子宮肌瘤是良性肌瘤，依種類而有不會出現症狀者。即使長有肌瘤而子宮變大，亦有人沒有經血過多及經痛等症狀。針對這種情形，亦可不做積極治療，而以觀察追蹤方式追蹤病情。

若肌瘤不是太大又穩定，可持續觀察，然後每間隔三至六個月回診一次。各家醫院的診察方式不盡相同，無法一概而論，也有人肌瘤小，被告知一年回診一次即可。總之請遵從主治醫生的指示。

追蹤觀察之回診時，醫生會檢核肌瘤大小、位置及血液檢查值。若有測量基礎體溫，自己就能掌握荷爾蒙的狀態。追蹤觀察期間，請留意有無經痛、經血量變化及身體狀態如何等事項。尤其是持續性貧血可能導致狀況惡化，有時需投予鐵劑，進行藥物治療。

有些情況需要每二至三年接受一次MRI檢查，以便正確掌握子宮狀態。

子宮肌瘤不像癌症需要緊急處理。不妨將定期就診期間，當成重新考慮自己生活的好機會，檢視壓力、飲食內容、運動不足等生活習慣，調整成能好好照顧心靈及身體的環境。

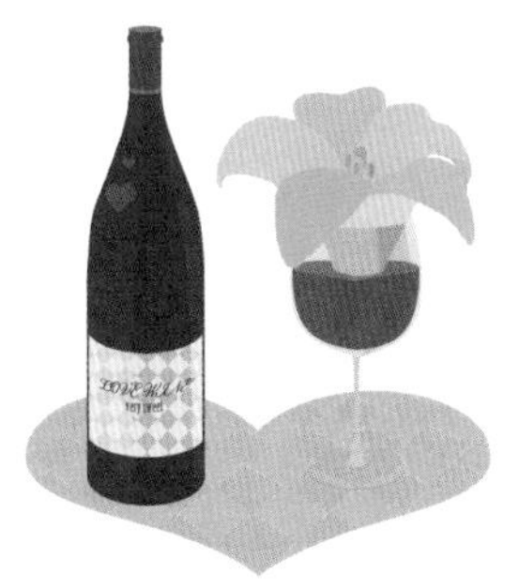

是否希望懷孕？

罹患子宮疾病又希望懷孕的人，或許有必要重新考慮自己的人生規劃。

據說，不管有無子宮疾病，生育年齡的女性約有百分之十患有不孕症。而不孕的原因，也有可能是在男方。可見不孕之原因並非單一，而是多重的。

子宮肌瘤患者，有百分之五十合併子宮內膜異位症。內膜異位症是造成不孕的一大原因，但還是有人懷孕。不過，如果不先解決內膜異位症的問題，有時很難解除不孕問題。

三十五歲之後，經確診為肌瘤或內膜異位症，但又希望懷孕時，必須要體認到「年齡」是一大障礙。

倘若內膜異位症並不太嚴重，也許不做治療也能懷孕。但萬一比較嚴重，若不好好治療，懷孕的機率是很低的。

在治療時，醫生會詢問患者是否希望懷孕生子，多數人會回答：「有機會仍希望懷孕」。

無論如何都想要小孩的人，有必要重新思考自己的人生藍圖。懷孕生產有所謂的適齡期（母親及胎兒都安全），約為二十五至三十歲上下。

如果打算結婚後先工作個幾年，然後再生兒育女，當然不希望切除掉子宮。但這麼一來，對於要怎麼做，該如何治療，進行上必須要有所覺悟。無論如何年齡只會愈來愈大，如果有內膜異位症，應該要盡早懷孕比較好。

以子宮肌瘤為例，當肌瘤超過七至八公分，最好是接受核出術後再考慮懷孕。理由是懷孕將使女性荷爾蒙的分泌增加，可能導致肌瘤變大或產生變性而妨礙到生產。因此，如果是大顆肌瘤，為未來的懷孕著想，最好還是接受手術。

當肌瘤之數量多或相當大時，可先使用GnRH拮抗劑（參考P.91），讓肌瘤變小後再進行核出術。

比較難判斷要不要手術的人還是人年齡較大（四十歲前後）的患者。若以肌瘤核出術為優先，等於是將懷孕期間又往後延，萬一最後無法懷孕，將會留下遺憾。請和主治醫生充分商討，再決定治療的方法。

首先是努力自然懷孕，確實測量基礎體溫，確認排卵日，以掌握受孕機會。當努力無效，確認無法自然受孕後，應接著思考是否要開始不孕治療，以及打算治療到什麼程度等。因不孕治療會使用荷爾蒙劑，容易讓肌瘤變大。

進行肌瘤核出術，有時事前會做MRI及輸卵管造影。目的是在避免剔除肌瘤時傷及輸卵管，輸卵管若有異常也可一併修復。因為輸卵管是否完整，與懷孕有很大的關連。

肌瘤及子宮內膜異位症的手術，有時會造成沾黏，而使兩側的輸卵管失去功能。但仍可藉由體外受精而受孕，成功者亦不算少。好好作決定，展開治療，還是有可能懷孕。

需要另一半的正確理解

接受子宮全切除術時，女性最煩惱的是可能對身體的影響。很多人以為荷爾蒙是由子宮分泌，總覺得切除子宮對女性來說是相當不利的。

有子宮肌瘤的人，子宮內腔大、血流豐富，以致分泌物較多，切除子宮後有的會感到變得比較乾燥；有人因此擔心不能再行房事了。

男性方面，似乎還是有人抱持拿掉子宮就不算是女人的偏見。而因為切除子宮產生的失落感，使得許多女性認為：「我已經不是女人了。」

正因為如此，身為另一半更應該安慰女性，給予精神上的支持，像是，「即使沒有子宮，你是女人這一點並沒有改變喔！」

只要留下卵巢，一樣會分泌女性荷爾蒙，也有一些分泌物，所以性交並無問題。有人反倒慶幸從此不必再擔心懷孕問題。實際上也真的沒什麼好擔心的。

與其擔心手術問題，更重要的是和另一半的關係。面對疾病，取得對方的理解與合作，才是圓滿生活的關鍵。

告訴另一半手術並不妨礙性交，彼此懇切溝通，建立一個可以安心治病的環境。好好與家人商量，希望對方能在身體完全康復以前儘量幫忙打理家事，並在精神上給予支持。

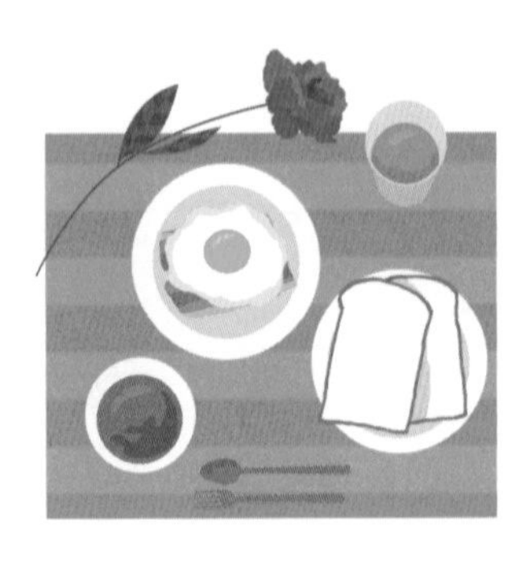

要不要動手術的選擇

罹患子宮疾病，要不要動手術成為眼前的一大問題。選擇的重點在於對自己而言，治療的目標是什麼。有人認為，「我不想切除原本該有的器官」。也有人覺得——「感覺拿掉子宮就不再是女人了！」

儘管各有各的想法，但是不能太短視，必須從長遠的角度來擬定治療方針。有人對於切除女性象徵的器官感到十分自卑，而只能做消極性的選擇。由於子宮肌瘤或子宮內膜異位症都不是致命性疾病，應該要正視自己的身體，以健康為主要考量。理解後的選擇，應該才是自己的理想治療方法。

確定為子宮肌瘤，但無自覺症，而在生活上沒有不適症狀者，也許很多人會選擇觀察方式。但所謂的觀察並非置之不理，而是做定期性檢診，持續留意身體的狀態。

雖有自覺症狀，但一邊利用鎮痛劑或中藥，一邊觀察病情的方法是屬於對症療法。如果直到停經都不必動手術，這個對症療法就是成功了。選擇保存性療法，要一直抱著有可能復發的心理準備，意思是說必須和這個沒有終點的疾病一直共處下去。

子宮肌瘤是良性腫瘤，較少轉變為癌症。肌瘤如果長得太大，會對周圍產生壓迫或出現血栓症的風險。但肌瘤一直存在，也不會危及性命。

另一方面，因子宮內膜異位症而有卵巢巧克力囊腫時，就有癌化的可能。雖可等到停經，或接受藥物療法來規避手術，但既有可能惡化成癌症，就不能說是治癒。即是說：保存性療法的必要條件是必須持續一輩子的檢診。所以，如果有巧克力囊腫，即使沒有症狀，當囊腫長大到某種程度，還是建議進行手術。

思考一下你的人生規劃

子宮疾病並非有直接致命性的疾病，也有許多保留子宮及卵巢的治療方法，但光是這樣保持觀察，是不可能痊癒的。除手術外，並沒有可以讓病灶消失，達到根治的方法。

即使切除子宮及卵巢，後續的照護及日常性處理仍需每天持續。也就是說子宮疾病是一種必須長期面對、與之共處的疾病。

因此，在考慮子宮疾病的治療時，不只是單純的選擇適合的治療方法，還與你的人生規劃有所連結。請瞭解疾病的特徵，試著思考對自己來說，「健康」是什麼。

子宮疾病也會影響到懷孕及生產，亦可能引起不孕之問題。

每個月的經痛及經血過多，多少會為日常生活帶來一些不便。此時也許需要另一半的理解及家人的協助，同時也需要考慮多少年後才會停經。

因此，在選擇何時手術、做什麼手術，或以觀察方式追蹤病情等治療方法時，涉及到包括工作、結婚、生產、育兒……等人生的各項課題。因此要掌握目前狀況之緊迫性而自問：

「打算結婚嗎？」

「希望懷孕生子嗎？」

「工作可以請假嗎？能撥出時間動手術嗎？」

也就是說，因為需要重新考慮自己的人生，所以究竟要選擇何種治療方法，並不是交由醫生來決定，建議仔細綜合評估後選定一個適合自己的方法。

關於手術後的性生活

手術後身體會出現各種變化。術後的二至三天會發燒到約攝氏三十八度，若持續太久，會追加其他檢查及藥物。

手術結束，疼痛約在麻醉退去後的數小時到十二小時達到高峰。接著慢慢減輕，一到三天差不多就不痛了。若痛得太厲害，可要求止痛處理。

手術後的數天內會出血。雖然很少見，但有時綁住血管的線會鬆脫或從止血位置出血，而引發大出血及腹部劇痛，仍請多加注意。

接受開腹手術後，可能發生沾黏。少數人因腸沾黏而導致腸閉鎖，故如果有嚴重腹脹、噁心、嘔吐等症狀，請告知醫生。另外，有人在開腹手術的腹壁切開處周圍長出縐摺般的疙瘩，可能是因體質或手術後變胖將傷痕撐開所致。應做好體重管理。

手術後到回歸原來的生活，約需兩週的靜養。至於性生活則大約一個月後即可以開始。

不少人在做完子宮手術後，對於性生活抱持不安。醫生會告知可在一個月後開始。手術前因為性交疼痛的印象仍殘存腦海，所以會覺得害怕，這樣的心情不難理解。但手術後疼痛會跟著消失，大可安心回歸正常生活。

若是子宮全切除，因為不會再懷孕，應該更能積極面對自己的人生，好好享受性生活。

全身麻醉安全嗎？

如果選擇手術，那麼一定會碰上「麻醉」問題。

很多人在意傷口的大小、要縱剖還是橫切，但其實麻醉的安全性及對疼痛的處置，才是對身體最重要的。手術後若持續覺得疼痛，不但痛苦難挨，且可能形成一種壓力。

子宮肌瘤及子宮內膜異位症手術時，會進行全身麻醉、脊椎麻醉或硬膜外麻醉中之一種，並由麻醉科醫師在考量預估的手術時間及有無合併症等因素後決定麻醉方式。若有沾黏狀況，手術時間即會拉長。自己希望採用哪一種方式可事先表明，也會併入考慮中。

手術前，會被問及有無過敏、有無會出現副作用的藥物、目前服用中的藥物、之前生過什麼病等問題。手術前不要抽菸、不要感冒等，必須注意身體狀況。

◆全身麻醉

手術時間雖長，但手術中並無意識，醒來手術就已經結束。是於靜脈麻醉後將氣管導管插入氣管進行麻醉的方法。因為氣管插過導管，術後可能出現喉嚨疼痛及聲音沙啞的情形。

◆脊椎麻醉

在脊椎的蜘蛛膜下腔注入麻醉劑，以麻痺脊椎神經，使下半身不會感覺疼痛的方法。因為是從腰椎部打針，也稱為腰椎麻醉。優點是仍有意識，可和醫生進行溝通，且劑量低。但反之，有麻醉時間短，若麻醉未完全發揮效果，可能因無法消除緊張而導致手術困難、觸及腸子會感覺噁心、術後會引起頭痛等缺點。

◆硬膜外麻醉

在脊椎的硬膜外腔注入麻醉劑，以遮斷脊髓神經，來消除疼痛感的方法。一般是由軟管的前端慢慢打入麻醉劑，也用於緩和手術後的疼痛。缺點是麻醉劑量較高，以及加上放入軟管的技術比脊椎麻醉困難等。

善用鎮痛劑

月經和分娩一樣，都是藉由收縮肌肉將東西排出體外。當肌肉不收縮，東西排不出去，此時幫助肌肉收縮的前列腺素濃度就會增高而引起疼痛。因此能夠迅速分解前列腺素的人，是不會感到經痛的。

此外，前列腺素在促進肌肉收縮時，因為未供給氧氣，會使血管收縮而血流變少。加上肌肉缺血，自然會感到疼痛。萬一，又因瘀血或發冷使得血流變差，或有沾黏，疼痛就變得更為強烈。

子宮位於骨盆腔中央，前後以稱為韌帶的蜘蛛狀組織支撐。將子宮往前拉引的韌帶之粗度及強度，個人差異極大。月經來時，子宮一收縮，韌帶就會跟著拉提。韌帶較粗的人會因強烈拉扯而感疼痛，細的人反應就沒那麼明顯。

以子宮內膜異位症為例，子宮內膜組織在不該生長的位置出血，不斷反覆後形成硬塊及沾黏，而引起疼痛。若跑到子宮旁的膀胱或直腸而引起沾黏，將導致性交疼痛、肛門痛及排便痛。疼痛就是一種壓力，且持續的強烈疼痛會造成免疫力下降，讓身體變得更不好，對精神或肉體都是很大的損傷。

因此，鎮痛劑應該不是在覺得痛時才服用，而是提早服用比較好。

若每個月都覺得痛，可在一有前兆時即服藥，這樣做可以減少鎮痛劑的總使用量。鎮痛劑的種類眾多，可嘗試後找出適合自己的止痛藥物。

壓力對疾病的影響

子宮疾病會受到精神壓力的極大影響。

壓力是導致免疫力下降的最大原因，過大的壓力可能使腫瘤變大。如果動手術切除子宮或卵巢一事未能取得另一半或身邊其他人的理解，必會形成極大的壓力。

另一半的理解當然牽連至深，但人際關係的壓力，問題也不小。特別是未能得到同性的理解，或得到完全不同於預期的反應時，很多人都會變得情緒低落。

很遺憾，對婦科疾病抱持偏見的女性現今仍然存在。罹患內膜異位症的有不少是一、二十歲的年輕人，因為還年輕，可以商量的對象有限，即使和母親討論，也是只有數十年前這方面的知識，甚至會有：「嫁人前最好不要去看婦科。」這類錯誤的觀念。

如果也很難和醫生商量，那麼利用病友團體或網路，從醫療人員之外取得資訊並訴說自己的煩惱等，是相當重要的對策。而面對大量的資訊，也必須自行理解研判後加以吸收。

不論是在職場或家庭，忙碌很容易在精神上造成壓力，導致肌瘤變大、內膜異位症惡化。加上雖然想治療，但抽不出時間，於是只有暫時靠著鎮痛劑等來抑制疼痛。治療方法是要由自己來選擇的，為了能冷靜判斷，也應該拋開壓力，好好思考自己的事。

打聽好的醫院或取得最新的醫療資訊固然重要，但和有相同煩惱的人談談，讓她們聽聽你的心情，消除心中的壓力，可能對治療更有幫助。

瞭解自我照顧的方法

常有人問到：有沒有不讓肌瘤變大或內膜異位症不要惡化的生活方式。很遺憾答案是沒有，這是實情。藉由泡澡溫暖身體，或是做做體操等促進血液循環，多少會有些改善，但是左右症狀的病灶是不會改變的。

反倒是在意生病導致的情緒低落及憂鬱，會讓身體變差、症狀惡化。對疾病變得神經質，心理會受影響而惴惴不安，身體狀態也會變得不穩定。因應之道是：吸收與子宮有關的知識，瞭解疾病並不可怕，而是可以治療的。為了能信賴醫生、專心於治療，對於一些不安及疑問，可在就診時一併詢問清楚。

任何疾病都會受精神壓力及生活環境改變的影響。同樣的疼痛，當心情愉悅及諸事順遂時，並不會感到那麼難受。但精神上受到損傷時，疼痛會讓人覺得特別難受。

為了不讓症狀惡化，過悠閒自在的生活、放鬆心情，保持快樂的態度是很重要的。

找出一個消除壓力的方法，對於任何疾病都有緩解痛苦的作用。例如，泡澡、芳香療法、購物及吃喝等可讓自己舒適、放鬆的方法，來解除壓力。

手術後回歸職場的時機

手術後回歸職場的時間，應視職場的狀況、工作內容及當事人的復元情形而定。此外，也和接受開腹手術或腹腔鏡手術或子宮鏡手術而有所不同。

如果是開腹手術，絕大多數的人可以在術後約一個月回到職場及日常生活。

短時間的輕度勞力作業可能只需二至三週即可勝任，但除非復元速度很快，建議最好不要太勉強。

表面上的傷痕也許好了，但子宮位於體內，是否全部痊癒，並不清楚。

即使手術已經過了一個月，剛回到職場的一至二週，仍宜避開擁擠的交通工具，將通勤時間拉長而不要那麼趕。也先不要加班或值夜班，在身體完全適應以前，注意不要勉強。

使用內視鏡的手術與開腹手術相比，對肉體的傷害較小，也可早日出院。不少人出院後一至二週就回到職場。

術後復元狀況差，有發燒及出血的人，請不要太勉強。想早日回去工作的心情雖可理解，但有人就因操之過急而必須再次住院治療。

請儘可能多休養，好好珍惜自己的身體。

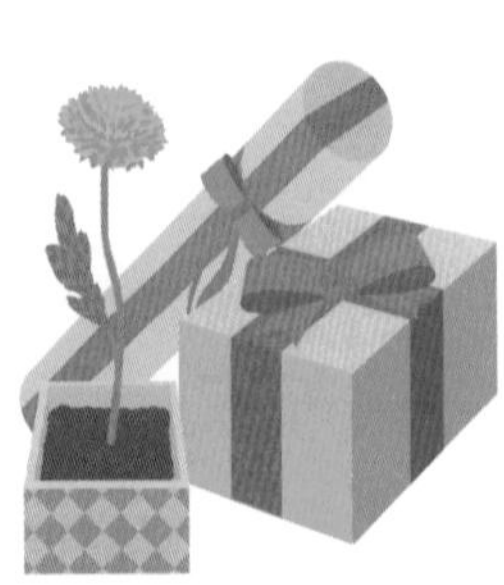

復發時該怎麼辦？

罹患子宮肌瘤，而選擇不切除子宮的保存性療法，就有復發的可能。因為核出術無法將所有的病灶清除乾淨。

只要保留子宮，就無法有效防止復發。三十至四十歲接受核出術者，再次手術的可能性有百分之二十至百分之三十。

子宮肌瘤的肌瘤數愈多，復發的風險愈高。即使手術當下已試圖清除所有肌瘤，但還是會殘留肉眼難以看到的微小肌瘤。

術後要確實做好追蹤觀察，約間隔半年回診一次，務必定期檢診。

肌瘤復發時，有的人可以追蹤觀察不手術，亦有人希望再次進行核出術。實際上，二次的核出術之難度高，一般而言，核出術最多也只能做兩次。

理由在於，核出術會引起患部沾黏，二次手術將使得沾黏愈形嚴重，甚至波及輸卵管等而導致不孕。本來是為了懷孕而特意保留子宮，結果卻變成不孕，等於失去去了原先的意義。

復發時，是要接受子宮全切除術，而希望保留子宮的，通常在兩次以內可以接受核出術。另外也有子宮動脈栓塞術（UAE）等新療法。詳情請參閱P.118至P120。

即使復發仍有可能保留子宮。在自己決定治療方法時，請將是否希望懷孕，以及無論如何都要保留子宮的理由好好想清楚。如果希望懷孕，建議把握時機，盡早懷孕生產。

如前所述，若理由是覺得拿掉子宮就不算是女人，就不必擔心。荷爾蒙是從卵巢分泌到血液中，切除子宮並不會降低荷爾蒙的分泌，也不會影響性生活。在決定治療方法時，請將拿掉子宮就不會復發一事記在腦中。

子宮的功能是「養育胎兒」，若無此目的，保留子宮的意義就不存在。

子宮疾病會遺傳嗎？

子宮疾病和遺傳的關係目前尚未完全清楚，有部分研究結果顯示和遺傳有密切關係。那就是母親有子宮肌瘤，孩子也容易有此病。但不需要過度擔心，只要在健檢時多加注意即可。

子宮內膜異位症和遺傳的關係也不是很清楚。

家人因為飲食及生活環境相似，也許容易罹患相同的疾病。動物性脂肪攝取較多，導致女性荷爾蒙分泌量增加，亦有可能成為子宮疾病的要因。

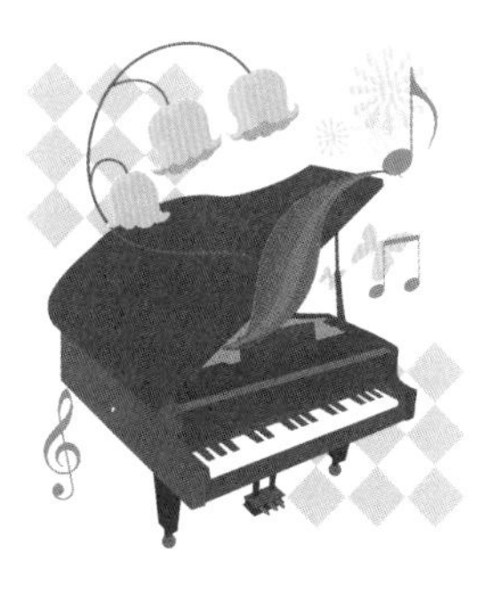

手術後變胖的情形

手術後似乎有不少人變胖了，但其實原因不是出在子宮手術。應該是術後運動量不足或為增強體力而攝取太多高熱量食物所導致。

手術後在生活上雖不宜有過分勉強的行為，不過若是沒有疼痛或異常，可以和手術前一樣積極運動，以恢復身體狀況，同時還能預防肥胖。

因子宮肌瘤的壓迫症狀引起的便祕，手術後即可消除。相反的，有些人是手術後才出現便祕，但這和手術無關。手術後的便祕是由擔心手術傷痕，而下腹部不敢用力，或運動不足所引起。

解決之道是適度運動並養成規律性排便的習慣。同時也需要多攝取富含纖維質的食品及蔬菜。萬一狀況嚴重，可請醫生開立藥方。

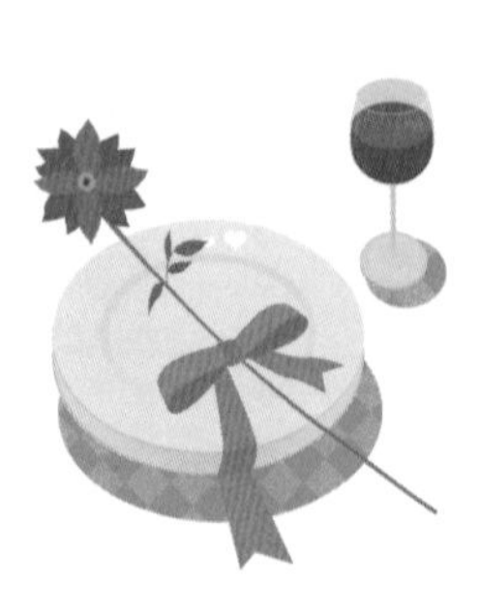

術後並無飲食限制，但請多留意不要以恢復體力之名而吃過量，並記得定期運動。

據說肉類等動物性脂肪容易增加雌激素的分泌，而雌激素會造成子宮肌瘤變大。因此，控制肉類的攝取量可能較佳。請藉此機會檢討自己的飲食習慣，將其調整為以蔬菜及魚類為主。

懷孕後才知道罹患子宮疾病時

有人在懷孕後才得知自己有子宮肌瘤或子宮內膜異位症，但有肌瘤或內膜異位症也能懷孕或生產。

有子宮內膜異位症，雖不易受孕，但懷孕期間月經停止，內膜異位症的症狀即會消失。胎兒的成長及生產也不受影響。

有子宮肌瘤，大部分的人還是能順利生產，不必過分擔心。若不是大肌瘤，不至對胎兒的成長造成不良影響，只要注意胎兒狀況，接受醫生指導，就不需要感到不安。

原則上，懷孕中是不會進行肌瘤剔除手術。腹腔內有相當的空間，胎兒受到肌瘤壓迫的情況甚少發生。至於生產有無危險，應正確掌握肌瘤的大小及位置等，並遵從醫生的指示，以確保母子的安全。

因為有子宮肌瘤而流產或早產的，也偶爾會發生。原因是肌瘤變性引起疼痛，而造成子宮收縮。若突然腹痛，務必立即就診。依肌瘤大小，亦有可能妨礙胎兒成長或影響營養供給，若有此情況時，可與醫生商量住院觀察。

當子宮頸長有大肌瘤時，可能會在生產時阻礙胎兒通過的產道。這種情形多半採用剖腹產。

此外，肌瘤也會導致胎位不正，變成臀位或橫位，此時採剖腹的機率也高。

事實上，有沒有必要剖腹，取決於胎兒的狀態，聽從醫生指示即可。

因莖捻轉或變性引起劇烈疼痛的有蒂漿膜下肌瘤，或有疑似癌化（子宮肉瘤）時，也有在懷孕四個月以後的穩定期進行核出術。

手術後懷孕的例子很多

許多人為不孕所苦。不孕的原因各式各樣，有子宮內膜異位症、卵巢障礙，以及女性生育年齡上升等各種原因。

以子宮肌瘤來說，突出於子宮內腔的黏膜下肌瘤、造成子宮變形的肌層內肌瘤、大顆的漿膜下肌瘤、多數散在的肌瘤等，都會妨礙著床。

此外，靠近輸卵管的肌瘤會壓迫到輸卵管，阻礙卵子通過。因此，接受肌瘤核出術後，許多人都懷孕了。

據說接受核出術後約一年內，懷孕機率會提高。有不少報告指出：除了肌瘤外無其他不孕原因的人，有很多在核出術後一年內懷孕的案例。

因此，接受肌瘤核出術而希望懷孕的人，在術後一年內多加努力，很可能會如願以償。

即使有肌瘤，許多人也能像一般人一樣懷孕、生產。以子宮肌瘤來說，有肌瘤也可能懷孕，但剔除肌瘤也未必就會懷孕。理由是肌瘤並非不孕的唯一原因。

長期不孕或持續流產的人，即使立即剔除肌瘤，也不一定就能懷孕。需要先釐清有無肌瘤以外的不孕及流產的原因，始能解決問題。

若肌瘤造成子宮內腔變形，手術是適當的處理方法。但習慣性流產的原因很多，不一定是肌瘤的影響，請和醫生商討後再決定治療方法。

手術後的生產會覺得不安嗎？

雖然已經重複說了很多次，還是要不厭其煩的強調，患有子宮疾病不是一定不能懷孕。有不少人反倒是在懷孕後到婦產科檢查，才發現子宮肌瘤或子宮內膜異位症。

現在開始要準備懷孕的人，若無自覺症狀，日常生活也沒問題，則只需持續追蹤觀察即可。如果接下來能自然懷孕及生產，那就再好不過了。

有子宮肌瘤時，依肌瘤的生長位置，有時會導致懷孕及生產上的困難。亦有子宮內側變形，受精卵著床狀況不佳而受孕不易，或流產及早產的情況發生。此外，生產時也可能因肌瘤而不得不剖腹，及懷孕中肌瘤變性引起疼痛的例子。

至於內膜異位症，若輸卵管發生沾黏，可能使卵子無法通過而造成不孕。另外，若卵巢有病灶，可能發生排卵障礙及黃體功能不全。

因此，有自覺症狀，但又希望懷孕的人，請務必和醫生充分討論在此狀況下的治療方法。

也有使用子宮鏡或腹腔鏡的手術來保留子宮，或藉由荷爾蒙療法使腹腔成為易受孕狀態的方法。但手術後必須等待身體復元，荷爾蒙療法進行中也無法懷孕。若是手術，依傷痕的深度，亦有生產時子宮破裂之虞，而可能採用剖腹產。

雖然罕見，但手術而引起的子宮內膜或輸卵管的沾黏，也會讓懷孕變得困難，術後必須定期檢診。

即使有肌瘤及內膜異位症，許多人還是順利懷孕、生產。請和醫生商量，選擇適合自己的治療方法。

子宮手術與更年期障礙的關係

子宮全切除並不會破壞荷爾蒙的平衡。有卵巢就能排卵，如果測量基礎體溫，應該也會和手術前一樣，呈現「雙相性」。（註：排卵週期後半段的體溫會比前半段高。在排卵當天體溫會突然下降許多然後急遽上升。上升的體溫會持續到月經的前一天。這種高低溫的差別就稱為「雙相性」）

前文已經說過，女性荷爾蒙雌激素及黃體素是由卵巢所分泌。因此，即使拿掉子宮，女性荷爾蒙仍會持續分泌直到停經為止。也就是說，切除子宮，只是月經不再來，但不會出現更年期障礙的症狀。

更年期障礙是卵巢功能低下、於五十歲左右出現的症狀，包括肩膀僵硬、冒冷汗、熱潮紅、血氣上升等。切除子宮後若出現這類症狀，可能是壓力引起的暫時性症狀。

子宮全部切除，即不再有罹患子宮癌的風險，亦不會再有經血過多或經痛等之煩惱。月經困難症消失、貧血就能解除。因為荷爾蒙的平衡並未被破壞，疼痛症狀不再，可以回歸日常生活，因此，可積極考慮這樣的根治治療。

請問問自己想怎麼做，決定要不要手術。如果希望懷孕，就不要接受全切除手術。也有人想要保留原本就有的器官，或在意從此不再像個女人。但為了自己的健康，難道不該從長遠的角度思考，來擬定治療方針嗎？

若不做手術，就要定期檢診

雖然被診斷是子宮肌瘤，但有人並無特殊症狀。另外，希望盡可能不要動手術的人應該也不少吧！事實上，不具體治療而選擇追蹤觀察的女性也很多。

然而，把肌瘤就放著不處理，又會引起各種顧慮與不安，像是：

萬一肌瘤變大了怎麼辦……

好像還是得長期服藥……

會不會變成子宮癌……

是不是該趁肌瘤還小時剔除掉……

也有人對於究竟要觀察到什麼時候而感到不安。其實可以根據肌瘤的狀態，每三至十二個月做一次定期檢診，來掌握病情發展。

子宮內膜異位症因為牽涉到不孕，最好是早期發現、早期治療。若不接受手術，可善用鎮痛劑及中藥來緩和疼痛。利用荷爾蒙療法來控制女性荷爾蒙，壓制不適症狀也是有必要的，但必須往返醫院拿藥。

有人會對長期服藥感到不安。各種藥物可能有各種不同的副作用，但有其服用的目的，請和主治醫生確認。

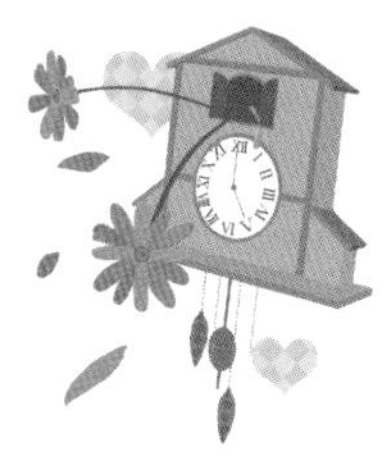

改變飲食生活追求健康

雖然醫學上沒有防止子宮疾病復發的飲食療法，但已知體脂肪過多會刺激肌瘤發生。請留意日常飲食，保持健康。

動物性脂肪有促進女性荷爾蒙分泌的作用，導致肌瘤增大。牛肉和豬肉因富含動物性脂肪，應該要控制食用量。

大豆等豆製品含有類似雌激素的成分，且有調整卵巢分泌的雌激素功能的作用，可積極攝取。建議接近更年期的人也多食用。

鐵分可有效改善貧血，因月經過多而貧血的人，宜積極攝取菠菜、海藻、蜆及肝等含豐富鐵質的食品。

婦科疾病切忌發冷，要減少食用會讓身體變冷的食物，多攝取會使身體溫暖的食物。節制冷食，蔬菜煮過的比生吃好。蔬菜、豆類、水果及海藻類等食物有豐富的纖維，可清除腸內的老舊廢物及壞菌，應積極攝取。腸內環境變好，便祕也將隨之改善，體內的免疫力也能升高。

糙米可通便及清血液。糙米及豆類含豐富的維生素B及E，有助肝臟運作及調整雌激素的水平。因月經過多導致貧血的人，除補充鐵分外，也需要維生素C。

蔬菜中的蘿蔔、胡蘿蔔、牛蒡、蓮藕等根莖類，以及南瓜、洋蔥、花椰菜等都是可讓身體溫暖的食物。

攝取營養補充劑的人愈來愈多，但要留意其中是否含有讓肌瘤增大的物質。從食物中攝取營養才是基本的。

手術後過舒適生活的重點

在生活習慣上要注意別讓身體受寒了。不僅冬天，夏天的冷氣室反而是更容易受涼的地方，要多加小心。穿著保溫性佳的棉質內衣、洗澡時泡在澡盆裡、努力定期運動促進血液循環等，也都是很重要的。月經來時，要留意量的變化及月經疼痛的強度等身體狀況的變化。此外，也要時而摸摸腹部，確認有無硬塊。

沐浴時，使用攝氏三十八度至四十度左右的溫熱水，可促進下半身的血流，緩和經痛。建議可放鬆地浸泡在浴缸內一段時間。

半身浴有助於消除疲勞。水量約達到心臟下方，浸泡約二十至三十分鐘，直到出汗。若覺得肩膀冷，可披上毛巾或套上T恤。全身溫暖了，副交感神經會受到刺激，可達到放鬆的效果。

適度運動身體，即使沒有子宮疾病也對身體好。為維持健康，每天適度運動是十分重要的。

走路是一個可促進健康的簡便方法。長距離的走路可能吃不消，不妨在通勤時提早一站下車再走到辦公室，或是不搭電梯改爬樓梯等，養成適度、不勉強的活動身體習慣。

讓身體關節柔軟的伸展運動或防止骨盤歪斜的體操等，也對調整身體狀況有一定的效果。請試著利用睡前短短的時間做體操，以保持身體的端正。

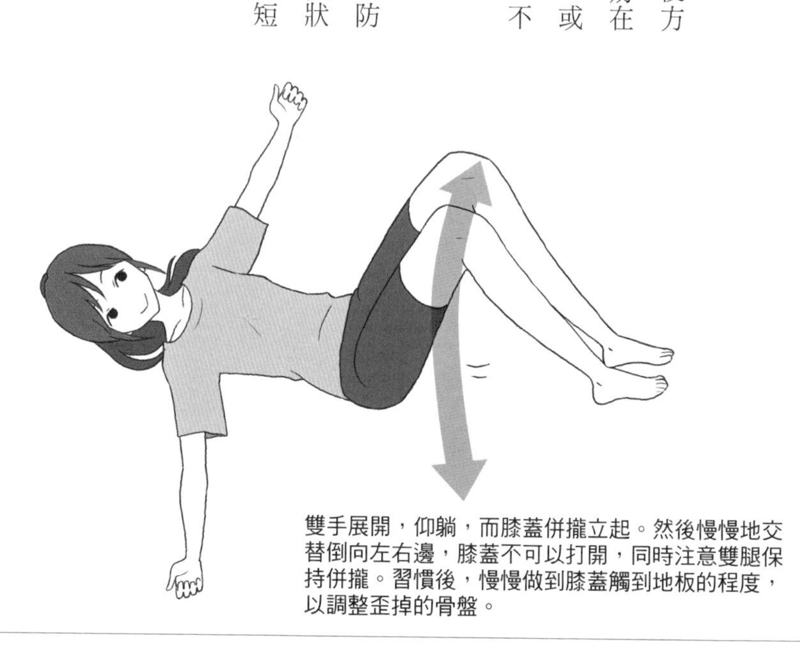

雙手展開，仰躺，而膝蓋併攏立起。然後慢慢地交替倒向左右邊，膝蓋不可以打開，同時注意雙腿保持併攏。習慣後，慢慢做到膝蓋觸到地板的程度，以調整歪掉的骨盤。

停經後並非一切問題都解決了

只要是成年女性，都有可能罹患子宮內膜異位這個原因不明的慢性病。一旦得病，要和它相處到停經為止。許多人因為下腹部臟器沾黏而陷入複雜的疼痛中，對生活型態造成極大影響。此病在停經後即不會再有進展，但沾黏不會隨著停經而消失，而是持續存在。對於這個棘手的疾病，只有取得正確的知識而與之共處下去。

另一方面，子宮肌瘤不同於癌症，不是一定要治療的疾病。停經後會慢慢變小，但因為不會完全消失，還是有必要確認有無縮小。

停經後，若出現更年期障礙的頭痛、手腳冰冷、熱潮紅、冒冷汗及憂鬱等難受症狀時，可接受女性荷爾蒙療法補充女性荷爾蒙。但是補充女性荷爾蒙必須考量子宮增大的問題。有可能更年期症狀獲得緩解，卻讓子宮肌瘤惡化。因此，有大肌瘤的人，無法使用荷爾蒙療法。

不論子宮內膜異位症或子宮肌瘤，放著不管不會痊癒。除了進行手術之外，病灶不可能完全消失。如果選擇保存性療法，必須考慮到在停經之前隨時都有復發的可能。

試著評估各種狀況，請思考各種可能性，想一想哪一種才是對自己最好的治療。

請把自己的意見確實傳達給醫生知道，在充分理解下，選擇一個對你最適當的治療方法。

Q 有沒有可以好好地與子宮內膜異位症共處的方法？

A 建議使用避孕藥，既可避孕也能預防治療子宮內膜異位症。因為服用避孕藥而導致不孕的機率很低。
希望懷孕的人，請盡早懷孕。生產是一種很好的治療方法。

Q 月經來時使用棉條，會引發子宮疾病嗎？

A 棉條只是為了吸收經血，防止漏出，經血不致逆流子宮，是安全的產品。使用棉條與不使用棉條罹患子宮疾病的機率並無不同，所以棉條本身並不是不好。只是長時間使用不更換會不乾淨，還是要勤於更換。

Q 因嚴重貧血，接受了子宮全切除手術，但貧血並未治好，為什麼呢？

A 子宮內膜異位症或子宮肌瘤造成的貧血，為月經過多或不正常出血引起的缺鐵性貧血。切除子宮，但貧血不見改善，應該是貧血原因不在子宮疾病。請詳細檢查，找出病因，再對症下藥。

Q 子宮肌瘤及卵巢一併摘除後，因為出現更年期障礙而持續接受荷爾蒙療法。但看到關於補充荷爾蒙會致癌的報導，這是真的嗎？

A 補充女性荷爾蒙可以改善更年期的症狀，預防骨質疏鬆、動脈硬化及血脂異常（dyslipidemia）疾病，並維持腦部正常功能等。但繼續長期使用，罹患乳癌的風險會稍為提高。

所以，只要更年期的症狀緩和，最好就停止使用。若遵照醫生指示使用應該沒問題，但對自己的優缺點請自行思考並判斷。

Q 由於工作必須站上一整天，夏天待在冷氣房裡則會感到手腳冰冷。請問是否因為這份工作而得到子宮疾病嗎？

A 工作內容及職場環境與子宮疾病的發生率無關。但身體發冷導致不適，或是因壓力而覺得不舒服，也許會加劇經痛。要克服子宮疾病，首要之務是好好照顧自己的身體，別讓壓力囤積。

Q 懷孕後才知道得了子宮肌瘤，請問可以自然分娩嗎？

A 有肌瘤還是有可能自然分娩。要不要剖腹，取決於肌瘤的位置及胎位。因為肌瘤而出現臀位或橫位等不正胎位時，剖腹產的機率會提高。又，肌瘤很大或位於胎兒頭部下方位置時，是以剖腹比較安全。然而即使肌瘤大，多半也會隨著懷孕而變軟，自然分娩還是有可能的。

要不要剖腹，是由第十個月後的胎位來做決定。

Q 切除子宮會使更年期提早嗎？

A 與更年期有關的女性荷爾蒙是從卵巢分泌而非子宮。因此，只要卵巢還在，女性荷爾蒙持續分泌，就不會提早停經或出現更年期障礙。

切除子宮，很多女性會覺得自己不再是女人，但根本沒這回事。

Q 經診斷確定得了子宮肌瘤，請問是否趁肌瘤還小時切除比較好呢？

A 如果有月經過多或貧血等症狀，建議還是盡早手術。但若無自覺症狀，可等肌瘤增大到一定程度後再手術。子宮肌瘤通常不只一顆。即使體積小時切除，仍可能復發，加上核出術一般限定只能兩次，因此症狀如果不太嚴重，可採追蹤觀察。

希望生兒育女的人，早點懷孕生產也可以治療肌瘤。

Q 對內診有抗拒，有沒有其他的檢查方法？

A 視肌瘤的大小而定。如果體積大，可接受腹式超音波檢查。如果是小肌瘤，超音波檢查不易解讀，且無法判斷有無沾黏狀況等。疑似子宮方面的疾病時，為求診斷正確，內診還是有必要的。請保持輕鬆心情，放寬心情接受檢查。

Q 我不知道自己的肌瘤是不是惡性的，我很擔心。

A 子宮肉瘤是容易與子宮肌瘤混淆的疾病。剔除的腫瘤要經過病理檢查才能判別。手術前不易診斷出，MRI亦只能判別到疑似的程度。肉瘤通常會急速增大，如果是小肌瘤倒不必有子宮肉瘤的憂慮。

Q 切除子宮後，排出的卵子要怎麼辦呢？

A 排出的卵子就在腹腔內或輸卵管內被吸收。如果是子宮全切除，陰道的上端方會縫合閉塞，即使性交也不會受精。

Q 雖被診斷出大肌瘤，但無症狀。肌層內的肌瘤約有拳頭般大，是不是手術比較好呢？

A 肌瘤會慢慢變大，雖無自覺症狀，但子宮內腔可能因肌瘤增大而變形，而導致不孕。雖因年齡而異，但希望懷孕的人，建議接受MRI檢查，診斷肌瘤的大小及數量。檢查結果出來後才能判斷有無手術的必要。如果是大肌瘤，應該會建議接受肌瘤核出術。

若接近停經，可採追蹤觀察。

Q 因為子宮內膜異位症而痛得很厲害，請問可服用鎮痛劑嗎？

A 可在疼痛時服用。但如果在疼痛達到最高點時再服用，效果不大，最好是在有點感覺時就趕緊服用。請不要忍受難受的疼痛。

止痛劑可請醫生開立也可購買市售的，但服用過量，會導致腸胃不適及一種類似中毒的症狀，故必須特別注意。次數及用量一定要遵守。

Q 雖然想服用鎮痛劑，但噁心症狀太嚴重，該怎麼辦呢？

A 因噁心而無法服藥的人，可請醫生開立塞劑，不但有效且不會服用過量。同時服用胃藥也沒關係。

但子宮內膜異位的症狀之一是拉肚子。拉肚子就不能使用塞劑。若持續噁心及拉肚子，可改用注射方式。請與醫生商量。

Q 每次月經來時都覺得很難受，希望能立即根治。雖然只有二十多歲，已不打算再生孩子，想將子宮全部切除。

A 雖然已經有孩子也不想再生孩子，但處於生育年齡的女性，保留子宮會比較好。因為有時想法會隨著未來人生及家庭狀況而改變。

首先是找出原因。若是月經困難症或子宮內膜異位，建議使用避孕劑等荷爾蒙療法，一定會改善很多。

若是肌瘤，可用肌瘤核出術。

Q 雖然已過了三十五歲，但沒有小孩，很想早日懷孕。可是醫生告訴我有多顆肌層內肌瘤。我是要等著懷孕，還是先治療比較好？

A 三十五歲已經接近生育的年齡上限，會在懷孕及手術間舉棋不定是理所當然的。

若因肌瘤而導致子宮內腔變形，將變得很難受孕。建議先接受不孕檢查，若無肌瘤以外的不孕原因，先動手術是比較好的選擇。藉由腹腔鏡肌瘤核出術將沾黏降至最低，並保留子宮，還是有懷孕的希望。

Q 因子宮內膜異位症而導致月經過多及貧血症狀，因難受的症狀持續，醫生建議接受子宮全切除手術。雖然長年進行不孕症治療，但已邁入四十歲大關，對生孩子已經死心了。可是又不希望失去子宮，該怎麼辦才好呢？

A 雖視症狀而異，但若已不想懷孕，很多醫生會建議子宮全切除。雖然不一定要如此，但因懷孕的機率低，加上本人若能接受，則全切除是最好的治療方法。

若無論如何都想保住子宮，另有子宮動脈栓塞法及微波子宮內膜燒灼術等手術療法可供選擇。至於藥物療法，則以荷爾蒙療法（dienogest療法・假停經療法・避孕藥），以及安裝黃體素避孕環（保險不給付）等較為合適。

● 結語 ●

讀完本書有什麼感想呢？

如果能夠讓你對疾病有多一點的理解，這就已經足夠了。

但對於治療，也許有人反而產生迷惑。

光靠閱讀，無法瞭解一切，加上疾病的狀態，每個人都不相同，書中所寫的，僅是對一般性的解說而已。

對你的狀態最為瞭解的，應該是經常就診的醫生。

即使對治療方針感到迷惑，也不建議你多去幾所醫院看看。醫生告訴你的內容其實差不多，但個人用詞、語氣等之微妙差異，可能反而讓你更加不安。可再多看一家，至多不宜超過兩家。

治療要「從對身體負擔少的方法開始」

如果能夠自己選擇治療方法，那麼「從對身體負擔少的方法」開始是最基本的原則。雖然負擔少多半效果也較小，但可視其效果，而進入下一個階段。

「不可逆的方法」，例如子宮全切除等無法再恢復原狀的治療是最後的手段，猶豫不決時，最好就先避開不選。

只不過，如果病況不佳又拘泥於副作用，雖接受治療卻錯過適當的治療時期，結果可能必須接受負擔更大的治療（如手術等），或讓疾病拖得更久，故宜多加注意。

新的治療方式未必是最好的。因為新，有些長期性的影響尚未獲得確認。還是標準的方法，因行之有年，效果及安全性都已得到驗證，較令人安心。此時你認為是最好的選擇而選定的治療方法，就是最佳的選擇。

現代人的內臟在老化中

比起前一個世代，現代人外表看起來年輕許多，但內臟卻老化得比較快。由於運動不足、飲食生活改變、環境的變化等因素，想要保持健康變得比以前更難。尤其是女性，因過度害怕老化，而將全付心思放在如何維持外表上，不顧及健康的減肥及不正常的飲食，侵蝕著年輕女性的身體，付出的代價經過一段時間後就會顯現出來，例如月經長期不來而造成不孕症及全身老化。

女性要有可信賴的婦產科醫生

最近二十至四十歲罹患子宮頸癌的年輕女性在增加中。

為早期發現必須定期健診，也可同時找出其他各種婦科問題。建議最好事先找好可信賴的、固定的婦產科醫生。

Elegantbooks
以閱讀，享受健康生活

SMART LIVING 養身健康觀22

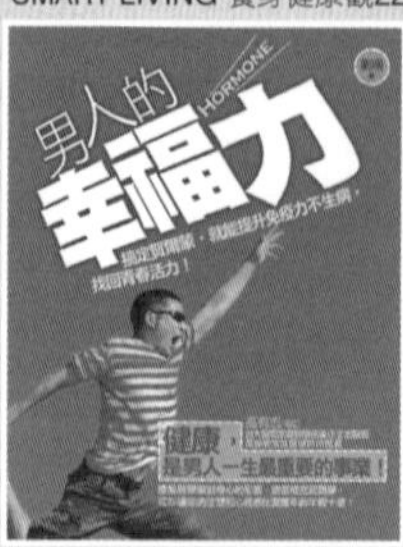

男人的幸福力

作者：劉姍
定價：240元
規格：17×21cm
　　　201頁・雙色

現代男性最重要的話題，就是懂得保養自己的身體。當你瞭解賀爾蒙對身心的作用，適當補充體內下滑的賀爾蒙，可以讓你生理與心理都比實際年齡年輕十歲！

SMART LIVING 養身健康觀19

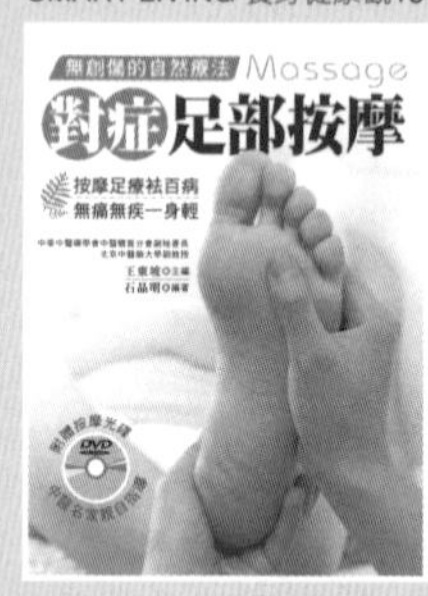

對症足部按摩

作者：王東坡主編
　　　石晶明編著
定價：380元
規格：19×26cm・159頁・彩色

本書提供了安全、簡單、有效的足療方案，可隨時隨地進行，是一種無創傷的自然療法，也是建構健康人生的最佳利器！

SMART LIVING 養身健康觀27

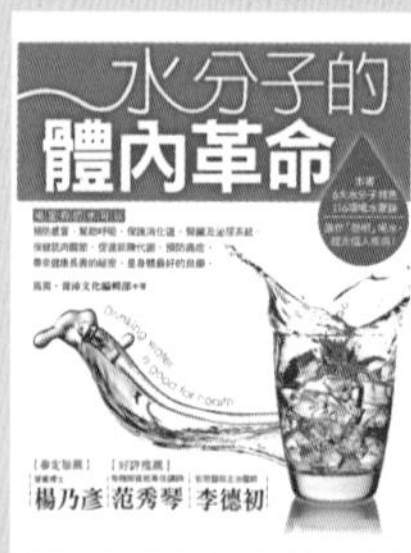

水分子的體內革命

作者：馬篤・養沛文化編輯部
定價：220元
規格：17×21 cm・224頁・雙色

喝足夠的水可以：預防感冒、幫助呼吸系統順暢，減輕過敏及哮喘、保護消化道，如胃、十二指腸、預防腎臟及泌尿系統疾病、保健肌肉關節、促進體內新陳代謝，預防糖尿病、高血壓、肥胖、預防癌症。水為身體帶來健康長壽的祕密，是人體最好的良藥。

SMART LIVING 養身健康觀23

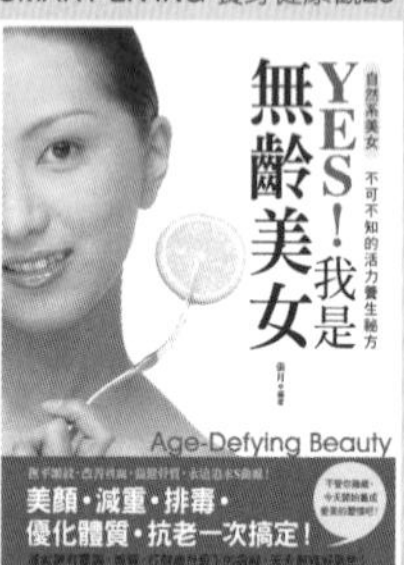

YES！我是無齡美女

作者：張玉
定價：250元
規格：17×23cm・233頁・彩色

本書以簡單淺顯的語言，詳析女人一生的身體狀況與需求，提供讓女人內外皆美的養生觀念及作法，介紹如何用最簡單、最低成本、最天然的方法，使你從內而外變得更健康、更美麗、更長壽、更充滿活力，成為真正的美容養生達人。

SMART LIVING 養身健康觀28

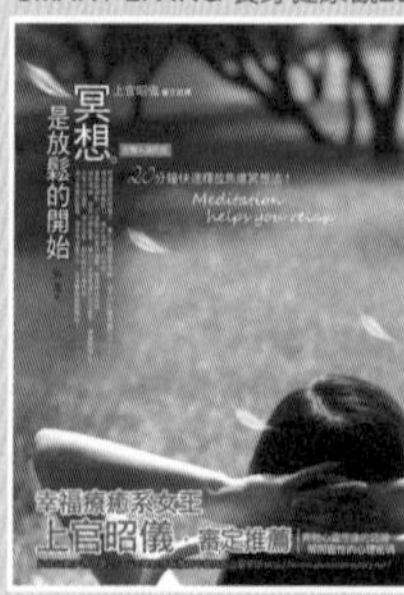

冥想,是放鬆的開始

作者：張漫
定價：280元
規格：17×23 cm
　　　240頁・彩色

20分鐘快速釋放焦慮冥想法！陀螺人適用版！冥想喚醒潛意識的感知，為心靈打開一扇窗，讓塵封已久的想法飛出去，照見自己最真實的存在。冥想可以釋放身體的壓力、代謝沉痾的心靈、擁有樂觀的自信；在冥想中，你將會發現問題被解決了，一個嶄新的開始，就在未來等著你！

SMART LIVING 養身健康觀24

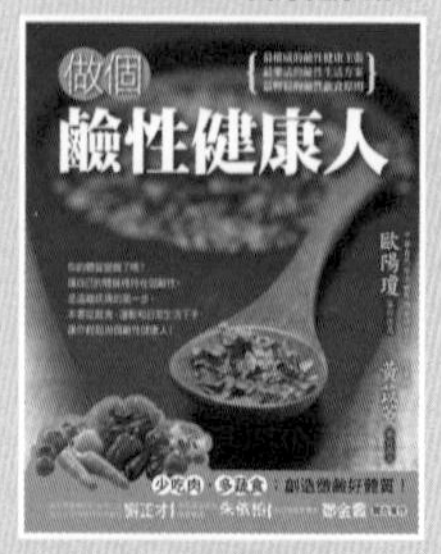

做個鹼性健康人

作者：劉正才・朱依柏・鄒金賢
定價：220元
規格：17×21cm・203頁・雙色

本書除了提出學理知識，利用酸鹼失衡的概念，說明現代人多疾病的原因，提供簡單的微鹼飲食原則，提供日常調養，及多面向響應樂活主張，教你找回自己的健康！

SMART LIVING 養身健康觀29

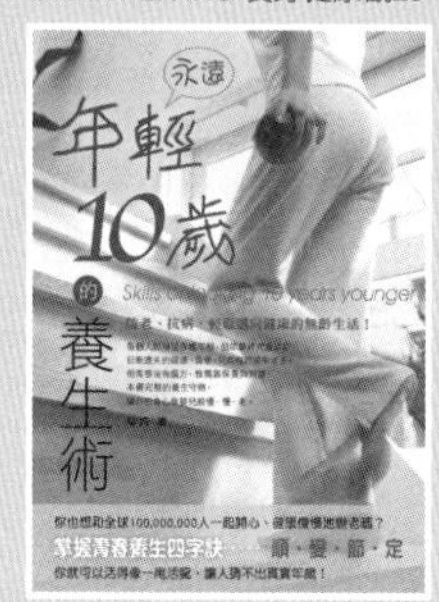

永遠年輕10歲的養生術

作者：張妍
定價：250元
規格：17×23 cm
240頁・彩色＋雙色

留住了青春，就意味著留住健康，也就是延長了壽命。其實要留住青春很簡單，最重要的是你肯不肯去做，青春不老的祕訣就藏在四個字：「順、變、節、定」。永遠年輕10歲的養生術，教你有效防老、抗病，擁有青春活力，輕鬆邁向健康的無齡的樂活生活！

SMART LIVING 養身健康觀25

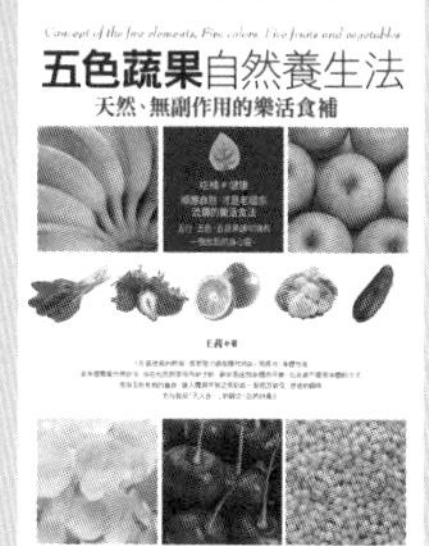

五色蔬果自然養生法

作者：王茜
定價：250元
規格：17×23 cm
240頁・彩色

人在最放鬆的時候，面對壓力最能應付自如。同樣地，身體也是。當身體機能出現狀況，自在地面對環境所給予的，最容易達到身體的平衡，也是最不傷害身體的方式。透過五色食物的進食，讓人體與宇宙之間形成一個相互收受、應通的關係，充分展現「天人合一」的觀念，自然的養生。

SMART LIVING 養身健康觀30

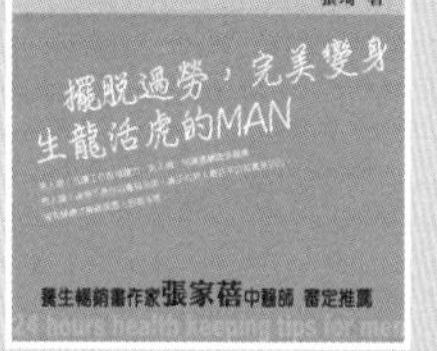

男人24小時健康保養書

作者：張琦
定價：250元
規格：17×23 cm
240頁・雙色

男人啊！別讓工作脫垮體力；男人啊！別讓應酬搞倒健康，男人啊！過勞不是你的專有名詞，真正的男人最在乎的其實是自己，擁有健康才能展現男人的真本事。國內第一本專屬男人的順時養生書，讓男人鍛鍊強壯體格力，從現在開始吧！

SMART LIVING 養身健康觀26

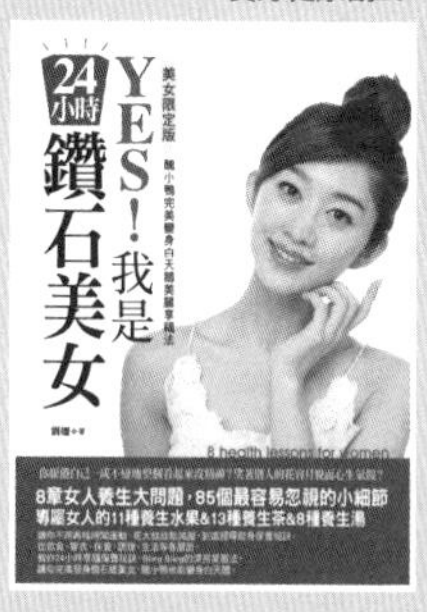

Yes!我是24小時鑽石美女

作者：劉婀
定價：250元
規格：17×23 cm
240頁・彩色

8章女人養生大問題，85個最容易忽視的小細節，專屬女人的11種養生水果&13種養生茶&8種養生湯，讓你不用再找時間運動、花大錢減壓放鬆、到處搜尋瘦身保養祕訣，從飲食、穿衣、保養、調理、生活等各層面，教你24小時享福保養祕訣，完美晉身鑽石級美女。

SMART LIVING 養身健康觀35

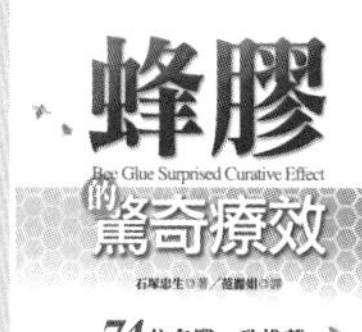

蜂膠的驚奇療效

作者：石塚忠生
定價：299元
規格：17×21cm・304頁・雙色

平時我們服用化學合成藥物對人體會產生排斥反應，但蜂膠對於難以治療的疾病，可產生出乎意外的良好效果，不僅能輔助治療，病患也可實際感覺到情況好轉。本書作者聯合了日本最知名的74位名醫，針對患者使用蜂膠的過程及藥效提出意見，開啟自然療法的新時代。

SMART LIVING 養身健康觀31

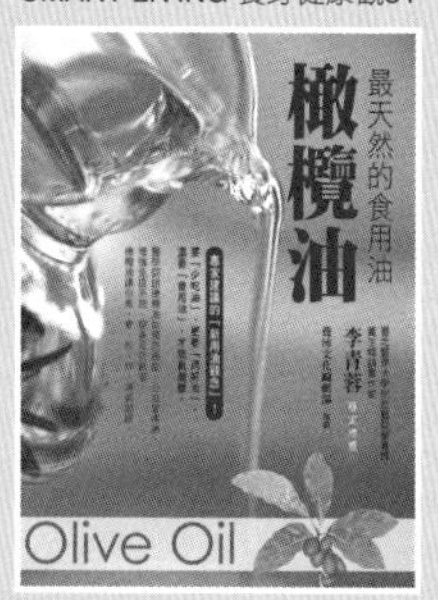

最天然的食用油——橄欖油

者：養沛文化編輯部
定價：280元
規格：17×23 cm
160頁・彩色

自古以來橄欖油一直被推崇為「液體黃金」，為地中海人健康長壽的祕訣之一。
因此除了要「少吃油」，更要「吃好油」，還要「會用油」才能加速身體代謝，橄欖油讓你煎、煮、炒、炸、淋都健康。

SMART LIVING 養身健康觀36

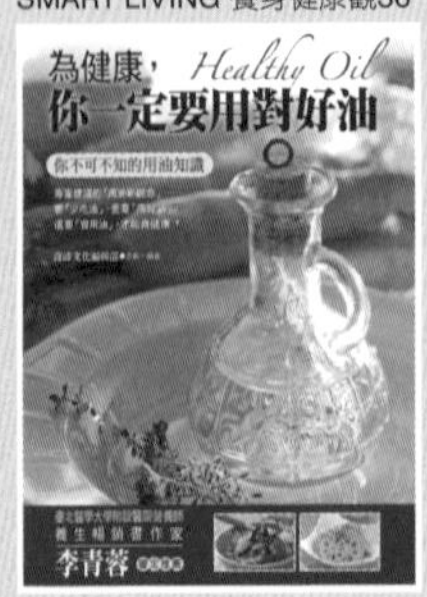

為健康，你一定要用對好油

作者：養沛文化編輯部
定價：250元
規格：17×23 cm．176頁．彩色

「少吃油」並不是健康長壽的祕密，人體細胞構造中的細胞膜，有一半以上是脂肪的成分，如果油脂攝取不足，細胞膜的結構就會有缺陷。因此，想要健康的身體，就必須要攝取足夠的油脂，食用好油。而是「吃好油」、「會用油」，才能真健康。

SMART LIVING 養身健康觀37

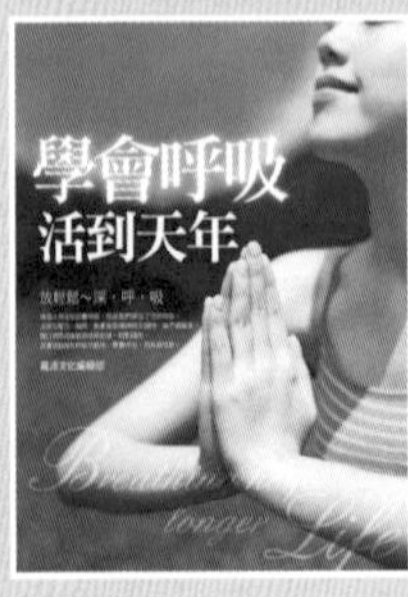

學會呼吸，活到天年

作者：養沛文化編輯部
定價：240元
規格：17×23 cm．160頁．彩色

當壓力、生活習慣帶給人們越來越多的焦慮、壓力、循環不暢……等疾病症狀，使人們的呼吸越來越快速且淺薄。這都是自律神經失調的緣故。當自律神經失調，則會引發焦慮、恐慌等各種身體疾病。而呼吸能調節自律神經，讓身體自癒。本書全圖解深呼吸自然養生法，讓身體好放鬆！

SMART LIVING 養身健康觀38

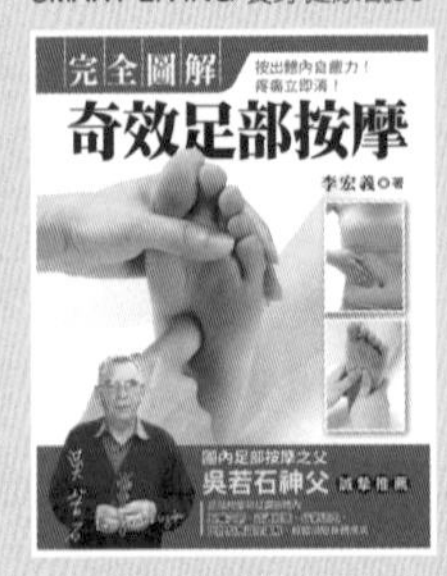

完全圖解．奇效足部按摩

作者：李宏義
定價：360元
規格：21×26cm．160頁．彩色

以按摩手法刺激反射區，讓血液回流心臟，調節身體平衡，恢復器官正常功能，調節體內五臟六腑、疏通經脈、行氣活血。本書以反射區全圖解示範，不用記位置、不用背穴道，只要在身體關鍵處，壓一壓、按一按、刮一刮即可啟動身體自癒力，輕鬆消除身體疾病，讓身體進行修復工程，真神奇。

SMART LIVING 養身健康觀32

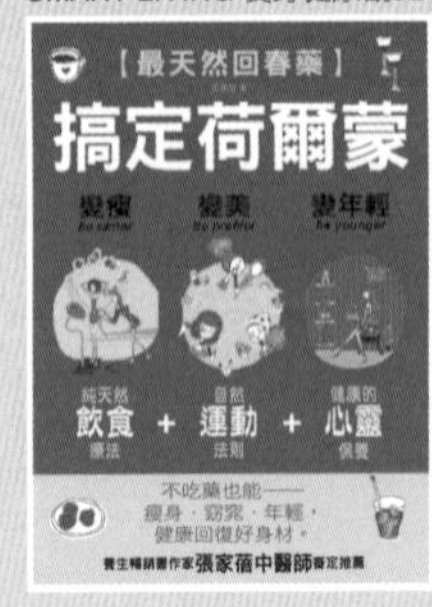

搞定荷爾蒙

作者：楊彥傑
定價：250元
規格：17×23 cm．240頁．雙色

本書詮釋時下最流行的幾種荷爾蒙理論，瞭解最先進的荷爾蒙平衡技巧，從不同角度來健康有效地管理荷爾蒙，學習各種平衡荷爾蒙的生活方式、健康食譜，和其他有趣的輔助方法，帶你一窺荷爾蒙祕密，讓你以最天然的方式養生、養身、養心。

SMART LIVING 養身健康觀33

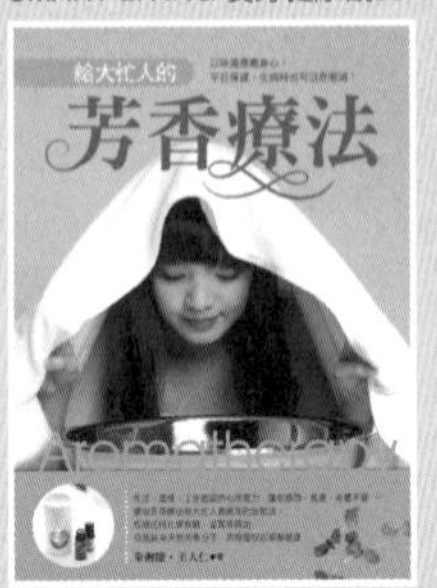

給大忙人的芳香療法

作者：朱俐陵．王人仁
定價：350元
規格：17×23 cm．256頁．彩色

本書以化繁為簡、深入淺出的說法，帶你認識芳香療法的基礎知識；以最專業的角度，讓你不用上學堂也能認識居家常用30種精油植物；以常見居家30餘種病症，對症給予輔助改善，讓你在家也能舒服過。放輕鬆，大忙人也可以做個最健康的人。

SMART LIVING 養身健康觀34

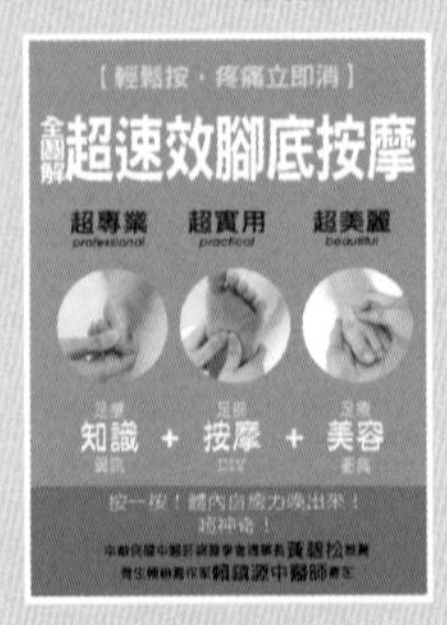

全圖解超速效腳底按摩

作者：養沛文化編輯部
定價：250元
規格：17×23 cm．154頁．彩色

人體器官各部位在足部都有反射區，以按摩手法刺激反射區，透過血液循環、神經傳導，能調節機能平衡、恢復器官正常功能。只有對足部進行按摩，活絡血液，讓血液回流，才可以強身健體，收到祛病健身之效，如此一來便可達到紓經活絡、鬆弛全身之目的。

SMART LIVING 養身健康觀41

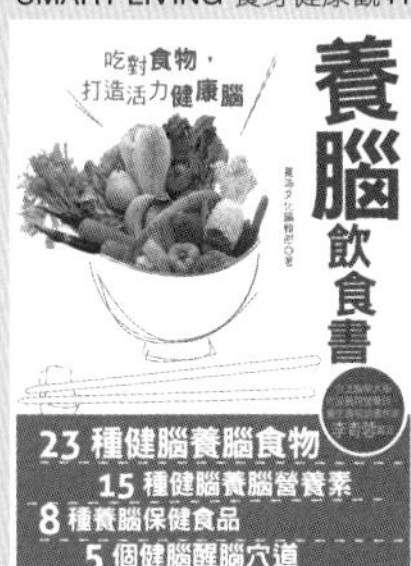

養腦飲食書

作者：養沛文化編輯部
定價：250元
規格：17×23cm．160頁．彩色

人體的腦部是可以藉由食物營養而改變的，透過健康均衡的飲食，可以改變我們的大腦與身體，讓頭腦保持靈活，心情更加愉快，人自然變得積極有活力。主宰自己的大腦，只要有效控制身體生理指數、調節內心心理狀態，你就可以確實降低、延緩腦退化疾病發生的風險，吃出優質活力腦。

SMART LIVING 養身健康觀39

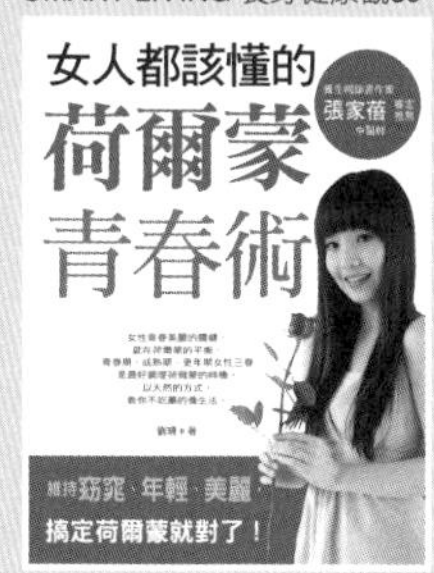

女人都該懂的荷爾蒙青春術

作者：劉姍
定價：250元
規格：17×23cm．208頁．套色

女性的月經是否規律，皮膚是否光滑，身材是否圓潤，代謝是否正常，都與激素息息相關。若在青春期、成熟期、更年期的女性三春，荷爾蒙調養得當，則可以窈窕、年輕、美麗，是最好的抗老藥。因此掌握青春不老的祕密關鍵就在平衡身體激素，讓荷爾蒙維持平衡，才能永保青春與美麗。

SMART LIVING 養身健康觀42

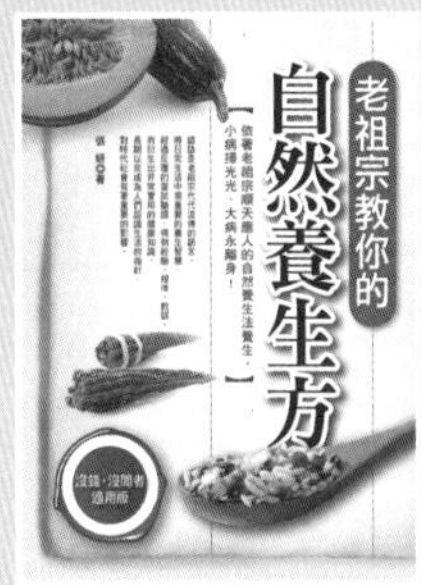

老祖宗教你的自然養生方

作者：張妍
定價：240元
規格：17×23cm．256頁．套色

諺語是老祖宗代代流傳的語言，將日常生活中很重要的養生智慧，經過反覆的嘗試驗證，得到經驗、規律、教訓，而衍生出非常實用的健康知識，長期以來成為人們認識生活的指針，對時代社會有著重要的影響。依著老祖宗生順天應人的自然觀，讓你與自然協調，使身體擁有自在運行的規律，自然的養生。

SMART LIVING 養身健康觀40

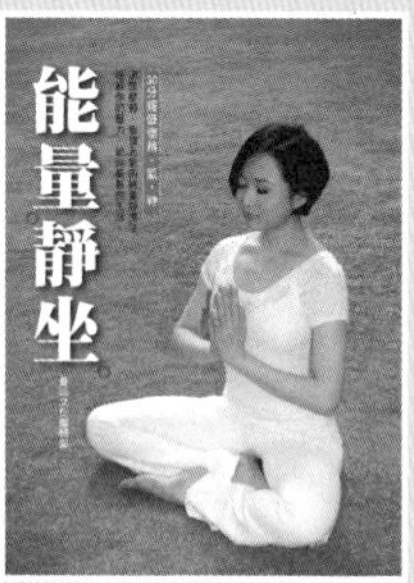

能量靜坐

作者：養沛文化編輯部
定價：250元
規格：17×23cm．144頁．彩色

醫學研究證實靜坐可以重新抵抗壓力，恢復精神，延緩高血壓、心臟病、偏頭痛、慢性疼痛、更年期不適、預防癌症等疾病。每天三十分鐘能量靜坐，能影響腦部活動，尤其大腦邊緣神經系統，新陳代謝、血壓、呼吸和心跳速率也隨之放慢，透過身體深層的活動，啟發自癒力，幫助現代人重建身、心、靈的統合。

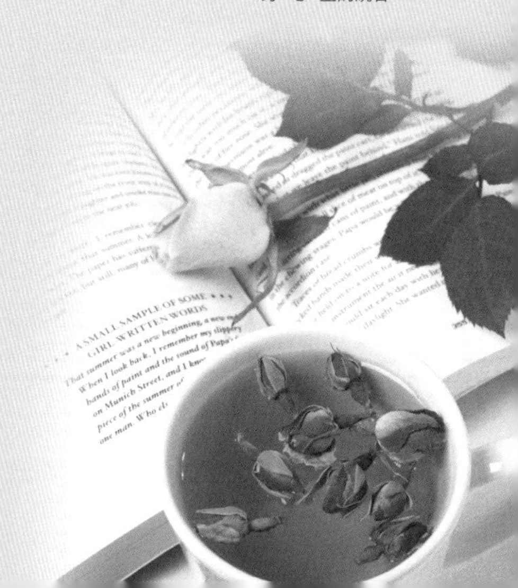

養沛文化館

國家圖書館出版品預行編目資料

原來都是子宮在求救！漫談子宮肌瘤&子宮內膜異位症 /東舘紀子著；瞿中蓮譯. -- 初版. -- 新北市：養沛文化館出版,2012.11
面； 公分. -- (SMART LIVING養身健康觀；56)
ISBN 978-986-6247-56-9 (平裝)
1.子宮肌瘤 2.子宮內膜異位症

417.28151 101018607

【SMART LIVING 養身健康觀】56

原來都是子宮在求救！

漫談子宮肌瘤 & 子宮內膜異位症

作　　者／東舘紀子
發 行 人／詹慶和
總 編 輯／蔡麗玲
執行編輯／林昱彤
編　　輯／蔡毓玲・劉蕙寧・詹凱雲・李盈儀・黃璟安
翻　　譯／瞿中蓮
封面設計・內頁排版／鯨魚
美術編輯／陳麗娜・徐碧霞・周盈汝
出版者／養沛文化館
發行者／雅書堂文化事業有限公司
郵政劃撥帳號／18225950
戶名／雅書堂文化事業有限公司
地址／新北市板橋區板新路206號3樓
電子信箱／elegant.books@msa.hinet.net
電話／(02)8952-4078　傳真／(02)8952-4084

2012年11月初版一刷　定價280元

SHIKYU-KINSHU & SHIKYU-NAIMAKUSHO NO TADASHII NAOSHI-KATA TO CHISHIKI by Noriko Higashidate
Copyright © Noriko Higashidate 2010
All rights reserved.
Original Japanese edition published by Nitto Shoin Honsha Co., Ltd.

This Traditional Chinese language edition is published by arrangement with Nitto Shoin Honsha Co., Ltd., Tokyo in care of Tuttle-Mori Agency, Inc., Tokyo through Keio Cultural Enterprise Co., Ltd., New Taipei City, Taiwan

總經銷／朝日文化事業有限公司
進退貨地址／新北市中和區橋安街15巷1號7樓
電話／（02）2249-7714　傳真／（02）2249-8715
星馬地區總代理：諾文文化事業私人有限公司
新加坡／Novum Organum Publishing House (Pte) Ltd.
20 Old Toh Tuck Road, Singapore 597655.
TEL：65-6462-6141　FAX：65-6469-4043
馬來西亞／Novum Organum Publishing House (M) Sdn. Bhd.
No. 8, Jalan 7/118B, Desa Tun Razak, 56000 Kuala Lumpur, Malaysia
TEL：603-9179-6333　FAX：603-9179-6060

版權所有 ・ 翻印必究（未經同意，不得將本書之全部或部分內容使用刊載）
本書如有缺頁，請寄回本公司更換

原來都是子宮在求救！

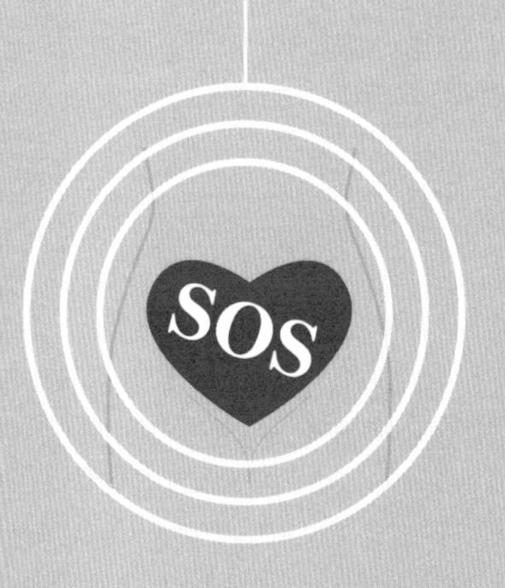

原來都是 子宮在求救！

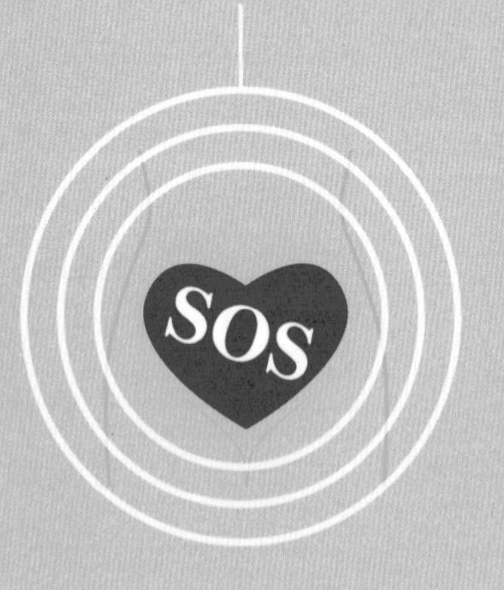

原來都是 子宮在求救！

原來都是子宮在求救！